全国高等医学院校配套教材

预防医学课程学习指导与强化训练

环境卫生学学习指导

主　编　晓开提·依不拉音

编　者　（按姓氏笔画为序）

吴顺华

吴　军

张　杰

晓开提·依不拉音

U0360911

北　京

内 容 简 介

　　《环境卫生学学习指导》涵盖了《环境卫生学》新版的内容，主要分为学习要求、重点与难点、强化训练三个部分，强化训练有选择题、判断题和问答题；其中选择题和判断题附有答案。该辅导教材特点：①加强"三基"内容；②增加辅导教材的实用性；③增强学习记忆的启发性。

　　该辅导教材供预防医学专业学生使用。

图书在版编目（CIP）数据

环境卫生学学习指导/晓开提·依不拉音主编 . —北京:科学出版社,2006
（全国高等医学院校配套教材,预防医学课程学习指导与强化训练）
ISBN　978-7-03-017906-4

Ⅰ. 环… 　Ⅱ. 晓… 　Ⅲ. 环境卫生学–医学院校–习题 Ⅳ. R12-44

中国版本图书馆 CIP 数据核字（2006）第 100889 号

责任编辑:夏　宇 李国红/责任校对:温至丽
责任印制:徐晓晨/封面设计:黄　超

版权所有，违者必究。未经本社许可，数字图书馆不得使用。

科 学 出 版 社 出版
北京东黄城根北街 16 号
邮政编码：100717
http://www.sciencep.com

北京厚诚则铭印刷科技有限公司 印刷
科学出版社发行　各地新华书店经销

*

2006 年 8 月第 一 版　　开本:787×1092 1/16
2016 年 8 月第二次印刷　　印张:6 1/4
字数:143 000

定价: 25.00 元
（如有印装质量问题，我社负责调换）

前　言

　　为了配合环境卫生学的教学工作,提高教学质量和教学效果。应广大读者的要求和国家有关资格考试的需要,我们经过充分讨论和酝酿,认为出版一本配套的辅导教材很有必要,既有利于提高教学质量,又可为读者提供便利,读者可以根据自己的情况和需要,重点阅读和学习,以期用最少的时间和精力掌握重点和难点内容。

　　在编写辅导教材的过程中,根据《环境卫生学》新版教材内容和新修订的《环境卫生学》教学大纲及考试大纲,正确把握重点和难点,用最小的篇幅说明最重要的问题,以期节省读者的宝贵时间。

　　本辅导教材分为学习要求、重点与难点、强化训练三个部分。各章用统一的形式和风格,力求重点内容突出,难点把握准确,常用的术语、名词尽可能与有关考试大纲和内容衔接。

　　在本辅导教材编写过程中,得到新疆医科大学领导的大力支持,新疆医科大学教材科和公共卫生学院对辅导本教材的编写给予了高度重视和大力支持,谨致以衷心的感谢。

　　限于主编的水平,加之时间所限,疏漏及错误在所难免,竭诚希望各位老师和同学提出宝贵意见和建议。

编者

2006 年 7 月

目　　录

★ 第一章 绪 论

学 习 要 求

1. 掌握环境卫生学的定义、研究对象和研究内容。
2. 熟悉我国环境卫生工作的特点及环境卫生学今后任务。
3. 了解我国环境卫生学发展简史及主要工作成就。

重点与难点

1. **环境卫生学** 是研究自然环境和生活环境与人群健康关系,揭示环境因素对人群健康影响的发生、发展规律,并充分利用环境的有益因素和控制环境的有害因素提出卫生要求和预防对策,增进人体健康,提高整体人群健康水平的科学。

2. **环境** 一般是指围绕人群的空间及其中可以直接或间接影响人类生存和发展的各种因素的总体。这个系统由多种环境介质和环境因素所组成。

3. **环境介质** 是不依赖于人们的主观感觉而客观存在的实体,一般是以气态、液态和固态三种常见的物质形态存在。

4. **环境因素** 则依赖于环境介质的运载作用(如能量或物质的转运),或参与前者的组成,直接或间接与人体发生关系。

5. **自然环境** 如大气圈、水圈、土壤岩石圈和生物圈。

6. **生活环境** 人类为从事生活活动而建立的居住、工作和娱乐环境以及有关的生活环境因素(如家用化学品)等。

7. 无论自然环境还是生活环境,它们都是由各种环境因素组成的综合体。环境因素按其属性可分为物理性、化学性和生物性三类。

(1) 物理因素:主要包括小气候、噪声、非电离辐射和电离辐射等。

(2) 化学因素:环境中的化学因素成分复杂、种类繁多。大气、水、土壤中含有各种有机和无机化学物质,其中许多成分含量适宜时是人类生存和维持身体健康所必需。严重的是人类生产和生活活动排入环境中的各种化学污染物,这些化学污染物数量多,危害面大。

(3)生物因素:主要指环境中的细菌、真菌、病毒、寄生虫和变应原(花粉、真菌孢子、尘螨和动物皮屑等)等。

8. 根据污染物进入环境后其理化性质是否改变,可将污染物分为一次污染物和二次污染物。

(1) 一次污染物(primary pollutant,亦称原生污染物):是指由污染源直接排入环境,其理化性状未发生改变的污染物,如二氧化硫、一氧化碳等。

(2)二次污染物(secondar pollutant,亦称次生污染物):是指有些一次污染物进入环境后,由于物理、化学或生物学作用,或与其他物质发生反应而形成的、与原来污染物的理化性状和毒性完全不同的新的污染物。典型的二次污染物,如汽车废气中的氮氧化物(NOX)和碳氢化物(HC),在强烈的日光紫外线照射下所形成的光化学烟雾。

9. 按环境是否受过人类活动的影响,又可分为原生环境和次生环境。

(1)原生环境(prmary environment):是指天然形成的,未受或少受人为因素影响的环境。其中存在着多种对机体健康有利的因素。但有些原生环境由于种种原因也会对人体健康产生不利的影响。如,由于地球结构上的原因,造成表面化学元素分布的不均匀性。使某一地区的水或土壤中某些元素过多或过少,当地居民通过长期饮水、摄食后,导致体内出现相应元素的过多或过少,最终引起某些特异性疾病,称生物地球化学性疾病(biogeochemical disease)。这类疾病的发病特点具有明显的地区性,故又称为地方病。

(2)次生环境(secondary environment):是指在人为活动影响下形成的环境。人类在改造自然环境及开发利用自然资源的过程中,一方面为人类的生存和健康提供了良好的物质条件,但在另一方面也对原生环境施加了影响,在不断向自然索取中破坏了自然的平衡;在不断向自然的排泄中,造成了严重的环境污染,资源枯竭,环境污染等一系列难以克服的问题。

10. 全世界范围内主要的环境问题对健康的危害

(1)全球气候变暖:在医学上有重要作用的是气温变暖有利于啮齿动物、昆虫等生长繁殖,从而使一些虫媒疾病(如疟疾、乙型脑炎、出血热等)的发病率将会增加。

(2)臭氧层破坏:其结果太阳紫外线长驱直入,将使人类皮肤癌、白内障发病率不同程度地增加。

(3)酸雨:酸雨除对水生、陆生生态系统造成危害外,对于人类健康还可产生直接危害,人体长期吸入酸性气溶胶将使呼吸道疾病增加,肺功能下降。

(4)生物多样性锐减:生物多样性(biodiversity)是指地球上所有生物——植物、动物和微生物及其构成的综合体。它包括遗传(基因)多样性、物种多样性和生态系统多样性三个组成部分。随着人类活动(如无限制采伐、掠夺性开采和过度捕捞狩猎等)对生物影响的加剧,物种灭绝的速度不断加快,大量基因丧失,不同类型的生态系统面积锐减。

11. 环境卫生学主要的研究内容概括为以下几方面

(1)环境与健康关系的基础理论研究。

(2)环境因素与健康关系的确认性研究。

(3)研制和引进适宜于环境卫生学研究新技术与新方法。

(4)研究环境卫生监督体系的理论依据。

12. 当前我国环境卫生工作及环境卫生学今后的任务

(1)加强环境因素健康效应的研究。

(2)新技术、新方法在环境卫生工作中的应用。

(3)加强农村环境卫生工作主要的工作有:①努力改善农村饮水卫生的卫生状况。②加强改良厕所和粪便垃圾的无害化处理的技术指导工作。③环境卫生工作与村镇规划建設相結合。④健全農村環境衛生法規體系,加大環境衛生監督管理力度。

（4）開拓環境衛生工作的新領域。

强 化 训 练

A 型题

1. 在环境卫生学所研究的环境主要包括(　　)
   A. 自然环境　　　　　B. 生活环境　　　　　C. 生产环境
   D. 自然环境和生活环境　　　E. 居住环境和生活环境

2. 具体地讲,环境介质是指(　　)
   A. 空气、水、土壤(岩石)　　　B. 空气、水、土壤(岩石)和生物体
   C. 空气、水、土壤(岩石)和食物　D. 空气、水、食物和生物体
   E. 空气、水以及各种固态物质

3. 原生环境是指(　　)
   A. 天然形成的环境条件未受动物活动的影响
   B. 天然形成的环境条件未受人类活动的影响
   C. 受人为活动影响的环境条件
   D. 无动植物生存而仅有少量微生物活动的环境条件
   E. 以上都不是

4. 一般所说的环境因素按其属性可分为(　　)
   A. 地质性、化学性、生物性因素　B. 化学性、物理性、地理性因素
   C. 物理性、化学性、生物性因素　D. 化学性、地理性、地质性因素
   E. 物理性、生物性、地质性因素

5. 地球上的自然环境包括四部分(　　)
   A. 大气圈、水圈、岩石圈、食物圈　B. 大气圈、水圈、岩石圈、生物圈
   C. 大气圈、水圈、有机圈、无机圈　D. 大气圈、水圈、土壤圈、食物圈
   E. 生产圈、消费圈、分解圈、非生命圈

6. 二次污染物是指(　　)
   A. 直接从污染源排入环境中的污染物
   B. 与一次污染物理化性状不同毒性变小的污染物
   C. 空气中长期存在的难于降解的污染物
   D. 受某些因素作用后转变成理化性状完全不同毒性更大的新污染物
   E. 排入到环境中的污染物沉降后由于某种原因再次对环境造成污染的物质

7. 影响人类健康的主要因素有(　　)
   A. 环境因素　　　　　B. 行为生活方式　　　C. 医疗卫生保健
   D. 生物遗传因素　　　E. 以上都是

第二章 环境与健康的关系

学 习 要 求

1. 熟悉人类的环境及人类自然环境的构成。
2. 掌握生态环境及其基本概念。
3. 了解环境与人体的相互关系。
4. 掌握环境有害因素对机体作用的一般特征。
5. 了解自然环境与健康的关系。
6. 掌握环境污染与健康的关系。
7. 掌握环境与健康关系的研究方法。
8. 熟悉健康危险度评价。

重点与难点

(一) 人类的环境

1. 人类环境的基本构成　人类主要生活于地球表层。人类生存的自然环境可划分为气圈、水圈、岩石圈以及动植物活动的生态系统(又称为生物圈)。

2. 生态环境

(1) 生态系统(ecosystem):是在一定范围内,由生物群落(包括微生物、动物、植物及人类等)与非生物环境(空气、水、无机盐类、氨基酸等)组成,借助于各种功能(物质流、能量流、信息流)所联结的稳态系统。

(2) 食物链(food chain):在生态系统中维系生物种群间物质和能量流动的纽带和渠道是食物链和食物网。即在生态环境中不同营养级的生物逐级被吞食以满足生存需要而建立起来的锁链关系。一种生物被另一种生物吞食,后者再被第三种生物吞食,彼此以食物连接起来的锁链关系称为食物链。而各种食物链在生态系统中又彼此交错构成食物网。食物链对环境中物质的转移和累积有重要影响。

(3) 生物放大作用(biomagnification):环境中的某些不易降解的化学性污染物,可通过食物链的转移并逐级增大在生物体中的浓度。即在高位营养级生物体内的浓度比在低位营养级生物体内的浓度增加很多倍,这称为生物放大作用。

(4) 生态系统健康(ecosystem health):是指具有活力和自动调节能力、结构稳定的生态系统,是生态系统的综合特性。

（二）环境有害因素对机体作用的一般特征

1. 剂量-效应（反应）关系

（1）剂量：通常指进入机体的有害物质的数量。

（2）剂量-效应（doso-effect）关系：随着环境有害因素剂量的增加，它在机体内所产生的有害的生物学效应增强，这称为剂量-效应关系。它表示进入机体的剂量与某个机体所呈现出的生物效应与强度间的关系。

（3）剂量-反应（dose-response）关系：是指随着剂量增加，产生某种特定生物学效应的个体数增加，通常以出现特定生物学效应的个体占总测试个体数的百分数来表示。这是环境有害因素作用于人群后，机体反应的一般表示方法。

2. 作用时间与蓄积效应　环境有害因素特别是化学污染物的暴露往往是低剂量、长时间的重复暴露，暴露时间包括暴露频率和暴露期两个要素，暴露频率和暴露期与靶器官和靶组织中的剂量（浓度）有关，所以它们是影响有害效应产生的重要因素。环境有害因素，长时间反复接触人体，可能在体内贮存和蓄积，逐渐达到可能对靶器官和靶组织产生病理性损害的剂量（浓度），而出现有害的生物学效应。

（1）物质蓄积：化学性污染物在机体内的蓄积称为物质蓄积。环境有害因素特别是化学性污染物，长时间接触人体，可能在体内贮存和蓄积，逐渐达到可能对靶器官和靶组织产生病理性损害的剂量或浓度，而出现有害的生物学效应。

（2）功能蓄积：有些环境有害因素，进入机体后，能较快地被分解并以多种形态迅速排出体外，不在机体内蓄积，但该物质在靶组织或靶器官上产生的功能改变可逐渐累积，从而导致机体对该物质的反应性增强，功能或生化代谢改变加重，最终造成器官或组织的损害，这称为功能蓄积。

3. 人群健康效应谱　健康效应谱（spectrum of health effect）当环境变异或环境有害因素作用于人群时，由于人群中各个个体暴露剂量水平，暴露时间存在着差异，个体在年龄、性别、体质状况（健康和疾病）以及对该有害因素的遗传易感性不同，可能出现各种不同的反应。人群对环境有害因素不同反应的分布模式，类似于金字塔形，构成了人群金字塔形健康效应谱。即不同级别的效应在人群中的分布称之为健康效应谱。

4. 人群易感性　易受环境因素损伤的人群称为敏感人群（或易感人群）。敏感人群对环境有害因素作用的反应比普通人群更为敏感和强烈。影响人群易感性的因素主要有两大类：第一类是年龄、健康状况、营养状态和行为等因素；第一类是性别、种族、遗传缺陷和环境应答基因等因素。

（三）环境污染与健康

1. 环境污染　是指当排入环境中的废弃物数量或浓度超过了环境的自净能力，造成环境质量下降和恶化，影响到人体健康的现象。严重的环境污染叫做公害。因严重的环境污染而引起的区域性疾病称之为公害病。

2. 环境污染对人群的急、慢性危害

（1）急性危害：环境污染物在短时间大量进入环境，使得暴露人群在较短时间内出现不良反应、急性中毒甚至死亡等。

1）大气污染的烟雾事件：如在英国多次发生的伦敦烟雾事件，美国的洛杉矶、纽约和日本大阪、东京发生的光化学烟雾事件，日本的四日市事件，米糠油多氯联苯污染事件等。

2）事故性排放的环境污染事件：事故性废气、废水排放，导致工厂附近生活的居民发生急性中毒（如 Cl_2、NH_3、H_2S、HCN 中毒）等。如 1984 年印度博帕尔农药厂发生的异氰酸甲酯（CH_2NCO）泄漏事件。

3）核泄露事故：从 20 世纪 70 年代在前苏联、美国、日本都先后发生过核泄露事故，给周围居民带来了深重的灾难。

4）环境生物性污染引起的急性传染病：如 2003 年春季世界范围内的"非典"（又称急性呼吸道综合征，severe acute respiratory syndrime，SARS）流行，患者飞沫呼吸道传染是最重要的传播途径。

（2）慢性危害：环境中有害因素（污染物）以低浓度、长时间反复作用于机体所产生的危害，称为慢性危害。

人群在这种低浓度污染物反复作用于机体所产生的危害有以下特征：

1）引起非特异性损害：主要表现为一般常见病、多发病的发病率增加、人体抵抗力下降、儿童生长发育下降、劳动能力降低等。

2）可直接引起机体某种慢性疾患：如慢性阻塞性肺部疾患（chronic obstructive pulmonary disesse COPD），它包括慢性支气管炎、支气管哮喘、哮喘性支气管炎和肺气肿及续发病。

3）持续性蓄积危害：长期贮存于组织和器官中的毒物（如，铅、镉、汞等），在机体出现某种异常如疾病、妊娠等情况下，由于生理或病理变化的影响，可能从蓄积的器官或组织中动员出来，而造成对机体的损害。同时，机体内有毒物质还可能通过胎盘屏障或授乳传递给胚胎或婴儿，对下一代的健康产生危害。

4）环境中多种有害因素的联合作用：如氟砷联合中毒作用。

3. 环境污染与致癌危害

（1）空气污染与肺癌：大气污染在城市和乡村有着十分明显差异，对比城市和乡村肺癌发生率和死亡率可在某种程度上反映出大气污染的致癌危害。

（2）水污染与肿瘤：全世界在水中检测出的有机化学污染物共约 2221 种，美国环保局从自来水中检出约 765 种。其中 20 种为确证致癌物（recognized carcinogens），26 种为可疑致癌物（suspected carcinogens），18 种为促癌物和辅癌物（tumors promoters and cocarcinogens）、48 种为 Ames 试验致突变物。此外，饮水加氯消毒产生的氯化副产物，如三卤代甲烷等具有明显的致突变性，使得人们对加氯消毒后的饮水致突变/致癌性的危害忧虑有所增加。

（3）环境污染致癌的毒理学基础

1）致突变与致癌效应：现已公认，染色体畸变、基因突变与致癌之间有着显著相关关系。癌是由恶性转化细胞克隆而引起的。因此，对环境污染物进行致突变性检测，是对该污染物致癌作用初步定性的重要步骤。

2）环境污染的致突变/致癌性检测：常有的检测方法有 Ames 试验、程序外 DNA 合成试验（UDS）、姐妹染色单体互换试验、微核试验等。

3）环境污染物致癌性的检测与确认：在前述中所提到的测试结果，仅能够反映出环境污染物潜在的致癌性。当需要对环境污染进行致癌性确认时，尚需要进行动物致癌试验和人群流行病学调查。

4. 环境污染与致畸危害　人类出生缺陷又称为先天畸形，它在一定程度上反映出人们对出生缺陷的遗传学观点。尽管遗传因素对人类出生缺陷的发生有重要影响，但后天环境因素对生殖细胞遗传物质的损伤、对胚胎发育过程中的直接损害和对出生缺陷的发生都具有重要作用。环境因素作用于胚胎发育的不同阶段可引发多种后果，如流产、胎儿发育迟缓、胎儿结构畸形以及出生后再显现的各种生理和心理缺陷。环境因素干扰正常胚胎发育过程，使胚胎发育异常而出现的先天畸形或出生缺陷。

（四）环境与健康关系研究方法

1. 环境流行病学研究方法

（1）环境流行病学（environmental epidemiology）：是应用传统环境流行病学方法，结合环境与人群健康关系的特点，从宏观上研究外环境因素与人群健康的关系。

（2）研究内容：通常采用描述性（包括生态和现况）研究、分析性（病例-对照、定群）的研究和实验性流行病学的研究方法，从不同人群发病率或死亡率的差异，群体其他反应差异来探讨发病因素及防治对策。

（3）研究特点

1）环境流行病学是研究某个或某几个环境因素对人群健康产生的影响。

2）环境流行病学是研究疾病前状态及包括生理功能、生化代谢改变、疾病前期等各种健康效应指标。

3）在探讨环境因素对人群健康影响时，通常是两种类型：①已知暴露因素，研究其对健康的影响；②出现健康异常，探索引起健康异常的暴露因素研究。

4）环境流行病学研究最终目的是消除污染、改造环境、保护人群健康。

2. 环境暴露与健康效应　在进行环境流行病学调查时，环境暴露测量和人群健康效应测量是最基本、也是最重要的研究内容。只有在获得两者科学的、正确的数据或资料后，才能够将暴露与健康效应联系起来进行分析，推理并作出结论。

（1）暴露测量：环境暴露水平是指人群接触某个环境因素的浓度或剂量。暴露测量可分为两类：环境暴露测量和生物测量。

1）环境暴露测量（外暴露剂量）：通常是在不同的环境暴露区域，按照调研计划要求在不同的时间或空间进行抽样测量。

2）内暴露剂量测量：即测量体内已吸收的污染物的量。通过测定生物材料（血液、尿液等）中污染物或代谢产物的含量来确定。

3）生物有效剂量测量：它是指经吸收、代谢活化、转运最终到达器官、组织、细胞、亚细胞或分子等靶部位或替代性靶部位的污染物。如致癌物或活化的产物与 DNA 或血红蛋白形成的加合物（adducts）的含量。

（2）健康效应测量与评价：环境流行病学调查应根据研究的目的和需要、各项健康效应的可持续时间、受影响的范围、人数以及危害性大小等，选取调查时必须测量的健康效应指标进行测量和评价。通常应当选择在个体中仅产生体内负荷增加或出现轻微生理、生化代谢改变的指标作为健康效应调查、测量和评价的依据。

3. 环境流行病学研究基本方法与用途 主要为描述性(生态性)流行病学方法;分析流行病学方法;实验性和理论性流行病学调查。需解决的问题主要有以下两类:

(1)已知暴露因素:欲研究对人群健康的危害及其程度,以便为采取预防对策制定卫生学标准提供科学依据。

(2)出现健康异常或临床表现后探索环境病因。

4. 生物标志物与环境流行病学 生物标志物是生物体内发生的与发病机制有关联的关键事件的指示物,是机体由于接触各种环境因子所引起机体器官、细胞、亚细胞的生化、生理、免疫和遗传等任何可测定的改变。

(1)生物标志物的种类

1)接触生物标志物(biomarkers of exposure):指在机体内某个隔室中测定到的外来物质及其代谢产物(内剂量),或外来因子与某些靶分子或细胞相互作用的产物(生物有效剂量或到达剂量)。

2)效应生物标志物(biomarkers of effect):指机体内可测定的生化、生理或其他方面的改变。依据这些改变的程度,可表现为确证的或潜在的健康损害或疾病的标志。

3)易感性生物标志物(biomarkers of susceptibility):指机体接触某种特定环境因子时,其反应能力的先天性或获得性缺陷的指标。

(2)生物标志物对研究和评价环境污染对人群健康影响的重要价值。

1)体内剂量、生物有效剂量可作为污染物危害监测和鉴定的重要指标,是定性污染物与暴露后果相联系的重要参考。

2)生物标志物能应用于确定暴露—反应、暴露—效应关系和危险度的估计。

3)生物效应分子生物标志物,细胞结构/功能改变标志物有助于环境污染物对机体损伤机制的研究。

4)易感性生物标志物,对发现环境污染易感个体和制定保护易感人群的卫生措施有着十分重要的价值。

5. 环境毒理学研究方法 环境毒理学与环境流行病学研究方法,在环境卫生学研究中相辅相成,互为补充。

(1)一般毒性测试方法:特殊毒性测试方法:

1)致突变性测试方法:根据致突变性检测终点可将检测方法分为:①基因突变;②染色体畸变;③非整倍体;④DNA损伤与修复。前3种检测终点属遗传学终点,后者则为测定在遗传学终点出现前的通道上发生的遗传物质改变或损伤事件,以预测其致突变性。

2)动物致癌试验方法:主要以直接观察外源物质对哺乳动物细胞形态变化为终点,以确定其致癌性。

3)致畸性测试方法:主要系实验动物三段试验及体外致畸试验。

(2)环境毒理学监测:环境理化监测与生物监测并用,应当是今后环境监测的趋势。目前利用毒理学方法进行的环境监测,主要可分为两类。

1)现场直接监测。

2）环境样品监测：制定环境卫生学标准的重要依据。

（五）健康危险度评价

1. 健康危险度评价（health risk assessment,HRA）　是按一定的准则,对有害环境因素作用于特定人群的有害健康效应进行综合定性、定量评价的过程。即是对某一特定环境条件下,该环境中的有毒有害物质（因素）可能引起个人和群体产生某种有害健康效应伤、残、病、出生缺陷和死亡等）的概率进行定性、定量评价。

2. 健康危险度评价的基本内容和方法　健康危险度评价（HRA）是由几个步骤有机组织起来的科学方法,用以评价所能收集到的科学资料。目前多开展对化学物的健康危险度评价,评价最终回答：①被评化学物是否具有健康危害的可能性;②进而估计对人群健康危害的程度（以反应概率即危险度表示）。

（1）危害鉴定（hazard identification）：是健康危险度评价的首要步骤,属于定性评价阶段。目的是确定化学物是否具有对健康的有害效应,这种效应的产生是否是该化学物所固有的毒性特征和类型。

一般将健康有害效应分为四类：①致癌性（包括体细胞致突变）;②致生殖细胞突变;③发育毒性（致畸性）;④器官/细胞病理学损伤等。前两类有害效应损伤遗传物属无阈值毒物效应,后两类属有阈值毒物效应。

危害鉴定主要来自流行病学和毒理学的资料收集。个案报告及少数病例临床观察资料对危害鉴定亦有极重要的价值。

（2）暴露评价（exposure assessment）：没有人群暴露,也就不存在危险。因此,暴露评价是健康危险度评价过程中不可分割的一部分。通过暴露评价,可以估计出人群对某化学物暴露的强度、频率和持续时间。这与评价该化学物毒性效应的诱发时间和潜伏期有很大关系。

（3）剂量-反应关系的评定（dose-response assessment）：是环境化学物暴露与健康不良效应之间的定量评价,是健康危险度评价的核心。评价资料可以来自于人群流行病学调查资料,多数是来自于动物实验资料。动物实验资料混杂因素相对较少,得到的剂量-反应（效应）曲线较清晰,但它与人类间存在着明显的种属差异,所得资料需要外推到人。

（4）危险度特征分析（risk characterization）：是根据上述三个阶段所得的定性定量评定结果,对该化学物在环境中存在时,所致的健康危险度进行综合评价。分析判断人群发生某种健康危害的可能性和指出各种不确定因素。

3. 健康危险度评价的应用

（1）预测、预报在特定环境因素暴露条件下,暴露人群终生发病或死亡的概率（危险度）。

（2）对各种有害化学物或其他环境因素的危险度进行比较评价,排列治理次序,用于新化学物的筛选,并从公共卫生、经济、社会、政治等方面进行论证及各种经济效益、利弊分析,为环境管理决策提供科学依据。

（3）有害物质及致癌物环境卫生学标准的研制,提出环境中有害化学物及致癌物的可接受浓度,同时研制有关卫生法规、管理条例,为卫生监督工作提供重要依据。

强 化 训 练

A 型题

1. 生态系统中生物与生物之间通过何种途径进行物质和能量的交换(　　)
   A. 食物　　　　　　　　B. 水体　　　　　　　　C. 土壤
   D. 空气　　　　　　　　E. 食物链

2. 生态系统由四部分组成,即(　　)
   A. 生产者,一级消费者,二级消费者,分解者
   B. 生物群体、空气、土壤、水
   C. 生态平衡、物质循环、能量流动、信息传递
   D. 生产者、消费者、分解者、非生命物质
   E. 水圈、气圈、岩石圈、生物圈

3. 生态系统内形成的生态平衡,是何种性质的平衡(　　)
   A. 自然的、暂时的相对平衡　　B. 封闭的绝对平衡　　C. 间断性平衡
   D. 波动式平衡　　　　　　　　E. 永恒的开放式平衡

4. 人与环境之间不断进行着最本质的联系是(　　)
   A. 吸入氧气呼出二氧化碳　　B. 吸收与排泄　　C. 信息传递
   D. 营养物质的交换　　　　　E. 物质交换和能量转移

5. 人与环境之间的关系是(　　)
   A. 人类征服环境的关系　　B. 环境决定人类的关系　　C. 对立统一的关系
   D. 互为因果的关系　　　　E. 无特异关系

6. 在环境健康效应谱的理论模式中哪种效应的发生率最高(　　)
   A. 死亡　　　　　　　　B. 患病　　　　　　　　C. 生理负荷增加
   D. 生理代偿性变化　　　E. 生理反应异常

7. 生物地球化学性疾病是(　　)
   A. 区域内的传染病　　　　B. 自然疫源性疾病
   C. 地质环境因素引起的疾病　　D. 公害病
   E. 种族遗传性疾病

8. 环境污染的特征是(　　)
   A. 影响范围大,作用时间长
   B. 影响人群面广
   C. 多为低剂量、高浓度、多种物质联合作用
   D. 环境污染一旦形成,消除很困难
   E. 以上都是

9. 由于严重的环境污染而诱发的疾病,称为(　　)
   A. 地方病　　　　　　　B. 流行病　　　　　　　C. 公害病
   D. 传染病　　　　　　　E. 职业病

10. 指出下列不是由环境污染引起的疾病( )
    A. 沙门菌食物中毒　　　　　B. 脑血管病　　　　　C. 水俣病
    D. 痢疾　　　　　E. 矽肺

11. 下列都是环境流行病学调查的基本内容,除外( )
    A. 调查环境中已知有害因素是否已影响人群健康,并研究其流行病学特征
    B. 调查人群中已知的健康危害是否于环境有关
    C. 调查传染病的爆发特征
    D. 研究环境污染与人群健康的剂量反应关系
    E. 考核环境改善后的效果

12. 能指示机体接触某种特定环境因子时的反应能力的一类生物标志是( )
    A. 暴露生物标志　　　　　B. 效应标志　　　　　C. 效果标志
    D. 易感性生物标志　　　　　E. 生物标志

13. 人群对同一性质、强度、作用时间的环境条件变化的反应,应是( )
    A. 反应取决于机体状况和接触方式
    B. 各种人群均应出现相同的反应
    C. 遗传因素决定了反应的特点
    D. 敏感人群的反应无特殊性
    E. 以上都对

14. 低浓度环境污染物长期作用,其对机体影响有( )
    A. 影响生长发育
    B. 可引起生理生化功能变化
    C. 可引起机体防御功能的破坏,机体抵抗力下降
    D. 一般健康状况低下
    E. 以上都包括

15. 下列哪些污染物可引起慢性阻塞性肺病( )
    A. SO_2、NO_x　　　　　B. 军团杆菌　　　　　C. CO、CO_2
    D. 硫化氢、甲烷　　　　　E. 氡及其子体

16. 毒物在机体内的代谢过程包括( )
    A. 吸收、转运、转化、排泄　　　B. 水解、氧化、还原、结合　　　C. 吸收、氧化、结合、排泄
    D. 吸收、结合、转化、转运　　　E. 吸收、水解、转运、排泄

17. 生物转化可使毒物转变为( )
    A. 毒性降低　　　　　B. 毒性增加　　　　　C. 活性降低
    D. 活性增加　　　　　E. 有的毒物毒性降低,有的则增加

18. 污染物在人体内的转归大致如下( )
    A. 吸收、转运、作用(或贮存)、生物转化、排泄
    B. 吸收、转运、代谢、转化、排泄
    C. 水解、氧化、还原、结合、排泄

    D. 氧化、还原、水解、结合、作用(或贮存)

    E. 吸收、代谢、作用、转运、排泄

19. 以下都是影响环境污染物对人体作用的因素,其中错误的是(　　)

    A. 剂量与反应关系　　　　B. 作用时间与反应关系　　C. 多因素的综合影响

    D. 个体感受差异　　　　　E. 摄入量与作用关系

20. 亚临床状态变化也就是(　　)

    A. 正常调节变化　　　　　B. 代偿阶段变化　　　　　C. 失代偿阶段变化

    D. 蓄积阶段的变化　　　　E. 耐受阶段的变化

21. 污染物对机体的毒作用,主要取决于机体对污染物的(　　)

    A. 摄入量　　　　　　　　B. 蓄积量　　　　　　　　C. 吸收量

    D. 中毒量　　　　　　　　E. 耐受量的倒数

22. 在进行环境与健康关系研究时,通常采用的方法是(　　)

    A. 环境流行病学和环境统计学方法

    B. 环境流行病学和环境毒理学方法

    C. 环境统计学和环境毒理学方法

    D. 环境流行病学和分子生物学方法

    E. 环境毒理学方法和分子生物学方法

23. 下列哪项不是环境流行病学分析的常用指标(　　)

    A. 发病率、死亡率

    B. 相对危险度、特异危险度

    C. 生长发育调查、某些生理生化指标测定

    D. 检查血、尿、发等组织中污染物含量

    E. 测定骨头中重金属含量

24. 下列哪项不影响污染物对健康损害程度(　　)

    A. 污染物剂量　　　　　　B. 污染物种类　　　　　　C. 遗传因素

    D. 环境条件　　　　　　　E. 污染人群的数量

25. 影响毒物在体内蓄积的因素是(　　)

    A. 毒物在环境中的浓度　　B. 毒物的生物半减期　　　C. 毒物种类

    D. 作用时间　　　　　　　E. 以上都是

26. 关于剂量与生物效应(反应)之间的关系,不正确的是(　　)

    A. 污染物所致的生物效应直接取决于剂量

    B. 不同污染物有不同的剂量-反应关系

    C. 剂量-效应关系表示摄入量与某一生物体呈现某种作用强度关系

    D. 剂量-反应关系表示一定剂量的化学物与一组生物体呈现某一效应强度的百分比的关系

    E. 只要种类相同,其剂量-反应完全相同

27. 以下是影响环境污染物在靶部位浓度的因素,除外(　　)

    A. 暴露频度　　　　　　　B. 暴露期　　　　　　　　C. 暴露浓度

    D. 化合物的生物半减期　　E. 化合物的生物放大作用

28. 在进行环境流行病学调查时,最基本、最重要的研究内容是(　　)

    A. 环境暴露测量和生物测量

    B. 环境暴露测量和生物标志物测量

    C. 环境暴露测量和人群健康效应测量

    D. 环境暴露测量、生物测量和人群健康效应测量

    E. 环境暴露测量、生物标志物测量和人群健康效应测量

29. 对毒理学资料的可行性哪项描述不准确的是(　　)

    A. 实验用动物数量是否合理

    B. 实验剂量分组是否合理

    C. 实验动物的种属及性别

    D. 选择测试有害健康效应指标的特异性和灵敏性

    E. 选择测试有害健康效应指标的普遍性和灵敏性

30. 致癌物与致突变物的关系(　　)

    A. 致癌物既是致突变物,反之亦然

    B. 癌的产生致突变作用引起的

    C. 已知致突变物的绝大多数具有致癌性

    D. 已知致癌物的绝大多数具有致突变性

    E. 以上均不对

31. 有关健康危险度评价基本组成错误的描述是(　　)

    A. 危害鉴定　　　　　　B. 暴露评价　　　　　　C. 环境质量评定

    D. 剂量−反应关系的评定　　E. 危险度特征分析

第三章 大气卫生

学 习 要 求

1. 掌握大气的垂直结构及其卫生学意义。
2. 了解大气的组成。
3. 掌握大气的物理性状及其卫生学意义。
4. 熟悉大气污染及污染物的转归。
5. 掌握大气污染对人体健康的影响。
6. 掌握大气中主要污染物对人体健康的影响。
7. 掌握大气卫生标准和大气质量标准、大气卫生基准的概念,制定原则。
8. 掌握大气污染对健康影响调查和监测的内容与方法。
9. 了解大气卫生防护措施。
10. 了解大气卫生监督和管理。

重点与难点

(一) 大气的特征和卫生学意义

1. 大气的结构

(1) 对流层:靠近地表且密度最大。该层的厚度赤道处为 16km 左右,两极处为 8km 左右。夏季较厚,冬季较薄。气温随高度的增加而递减,此现象称为气温递减。高度每增加 100m 的气温下降的度数称为气温垂直递减率(Y)。

(2) 平流层:位于对流层之上,上界高度约 50km 左右。空气以水平运动为主,空气稀薄,水汽很少。约在 22km 以下,气温不随高度增加而变化,恒定在 −50℃、−60℃,故该亚层又称为同温层。约在 25~35km 处,有厚度约为 20km 的臭氧层,能吸收短波紫外线。

(3) 中间层:上界高达 80km 左右。空气更稀薄,气温随高度增加而递减,层顶部的温度可降至 −92℃。

(4) 热层:上界可达 500km 左右。层内温度极高,随高度增加而迅速增加,昼夜变化很大。层顶温度可达 200~1700℃。

(5) 外大气层(又称逸散层):从 500km 高度以上,没有明显的上界、是大气图的最外层。

2. 大气的物理性状

(1) 紫外线

1）紫外线 C（波长 200~275nm）：具有极强的杀菌作用，但对正常细胞的损伤也是严重的。

2）紫外线 B（275~320nm）：有部分能到达地表，对机体有抗佝偻病作用和红斑作用，并能提高机体免疫水平。这段波长的紫外线对机体的生理功能促进作用最大。

3）紫外线 A（波长 320~400nm）：生理意义较小，主要是产生色素沉着作用。

紫外线虽对人体健康有益，但照射过度可引起日光性皮炎、眼炎、甚至皮肤癌等疾病。

（2）空气离子化：空气中的气体分子（如氧、氮）在一般状态下呈中性。当受到外界某些理化因子的强烈作用，其外层电子可跃出轨道而形成阳（正离子），该跃出的电子即附着在另一气体分子而形成阴（负）离子。

1）轻离子：每个阳离子或阴离子均能将周围 10~15 个中性分子吸附在一起，形成轻阳离子（n^+）或轻阴离子（n^-）。

2）重离子：轻离子再与空气中的悬浮颗粒物、水滴等相结合，即形成直径更大的重阳离子（N^+）或重阴离子（N^-）。

空气中有一定浓度的阴离子能起到使机体镇静、催眠、镇痛、止痒、止汗、利尿、降低血压、增进食欲、使注意力集中、提高工作效率等良好的作用。阳离子则相反，对机体产生许多不良的作用。但如果浓度超过 $10^6/cm^3$，则无论阳离子或阴离子，均对机体产生不良作用。天然环境中，重、轻离子数的比值（$N^±/n^±$）不应大于 50。

（二）大气的污染及大气污染物的转归

1. 大气污染来源

（1）工农业生产：燃料的燃烧，工业生产过程的排放。

（2）生活炉灶和采暖锅炉：燃烧设备效率低、燃烧不完全，烟囱高度较低，大量燃烧产物低空排放，尤其在采暖季节，用煤量成倍高于非采暖季节，污染物排放量更多，造成居住区大气的严重污染。

（3）交通运输：液体燃料均为石油制品，燃烧后能产生大量 NO_2、CO、多环芳烃、醛类等污染物。这类污染源是流动污染源，其污染范围与流动路线有关。交通频繁地区和交通灯管制的交叉路口，污染更为严重。

（4）其他：由其他环境介质转入或某些意外事故等。

2. 大气污染物的种类　化学性污染物主要都是以废气的形式排入大气。根据它们在大气中的物理状态，可分为气态和颗粒状态两类存在形式。

（1）气态污染物：包括气体和蒸汽。常见的气体污染物有 CO、SO_2、NO_2、NH_3、H_2S 等。蒸汽如汞蒸汽、苯、硫酸蒸汽等。蒸汽遇冷，仍能逐渐恢复至原有的固体或液体状态。

（2）颗粒物：颗粒状态物质的统称，包括固体颗粒和液体颗粒。与卫生学关系密切的两类颗粒物是：

1）总悬浮颗粒物（total suspended particulates，TSP）：是指粒径为<100μm 的颗粒物。它是气溶胶中各种颗粒物的总称，是评价大气质量的常用指标。

2）可吸入颗粒物（inhalable particle，1P；thoracic particulate matter，PM_{10}）：指空气动力学直径<10μm。这类颗粒物由被人体吸入呼吸道，与人体健康的关系更为密切，更能反映出

大气质量与人体健康的关系。

3) 细粒子(fine particle,fine particulate matter,$PM_{2.5}$):空气动力学直径<2.5μm,$PM_{2.5}$更易于吸附各种有毒的有机物和重金属元素,对健康危害极大。

3. 影响大气中污染物浓度的因素

(1) 污染源的排放情况

1) 排放量。

2) 与污染源的距离:着陆点是指烟气自烟囱排出后,向下风侧逐渐扩散、稀释,接触到地面的接触点。

3) 排出高度:排出高度是指烟囱的有效排出高度,也就是烟囱本身的高度与烟气抬升的高度之和。

(2) 气象因素

1) 风和湍流:风和湍流对污染物在大气中的扩散和稀释起着决定性作用。

2) 温度层结:温度层结即气温的垂直梯度,它决定大气的稳定程度,影响大气,湍流的强弱。正常情况下,大气温度垂直递减率(γ)的平均值为 0.65℃/100m。其含义是:正常大气的高度每增加 100m,其温度降低 0.65℃。这种大气温度递减的特性,有利于地面热空气的垂直流动,也就有利于污染物的扩散。

大气温度随高度升高而上升,形成上层气温高于下层气温,此现象称为逆温。

3) 气压:在稳定气压(高压持续几天)的控制下,大气污染加重。

4) 气湿。

以上 4 个气象因素,是影响大气中污染物扩散的主要因素。

(3) 地形:局部地形可影响局部地区的气象条件,影响该地区大气污染物的扩散和稀释。

4. 大气污染物的转归

(1) 自净:大气的自净作用主要是物理作用(扩散、沉降),其次是化学作用(氧化、中和等)和生物学作用(植物吸收等)。

(2) 转移:污染物的转移去向主要有以下几处:①向下风侧更远的方向转移;②向地面水体和土壤转移;③向平流层转移。

5. 形成二次污染和二次污染物 各种从污染源直接排出的一次污染物,在大气中受到化学作用或光化学作用,本身产生了化学变化,转变成毒性比一次污染物更大的化学物质,即为二次污染物。例如 SO_2,转变成硫酸雾,NO_2 转变成硝酸雾,以及烃类和 NO_2 转化成光化学烟雾等,后者均比前者的毒性大。

(三) 大气污染对人体健康的影响

1. 大气污染物进入人体的途径 大气污染物主要通过呼吸道进入人体,一小部分也可通过消化道和皮肤进入人体。

2. 大气污染对健康的直接危害

(1) 急性危害:当大气污染物的浓度在短期内急剧增高,使周围人群吸入大量污染物而造成急性中毒。急性中毒可按生成的原因划分成如下两类:

1）烟雾事件：这是大气污染造成急性中毒的主要类型，是由于燃料燃烧产生的烟雾以及生产过程中排出的污染物而引起的。根据烟雾形成的原因，又可分为两类。

a. 煤烟型烟雾事件：这类烟雾事件是由于煤烟和工业废气大量排入大气且得不到充分扩散而引起的。煤烟型烟雾事件的特点：①污染物来自煤炭的燃烧产物及工业生产过程的污染物。②气象条件为气温低、气压高、风速很低、湿度大、有雾、有逆温产生。③多发生在寒冷季节。④河谷盆地易发生。⑤受害者以呼吸道刺激症状最早出现，死亡原因多为气管炎、支气管炎、心脏病等。

b. 光化学型烟雾事件：这类烟雾事件主要是由于汽车尾气在紫外线的光化学作用下，经过转化，生成具有剧烈刺激作用的光化学烟雾。光化学型烟雾事件的特点：①污染物主要来自汽车尾气，经日光紫外线的光化学作用生成的强氧化型烟雾。②气象条件为气温高、天气晴朗，紫外线强烈。多发生在夏秋季节的白天。③多发生在南北纬度 60° 以下的地区。④大城市内机动车拥挤、高楼林立、街道通风不畅，容易发生此类事件。⑤受害者症状主要是眼睛红肿、流泪、咽喉痛、喘息、咳嗽、呼吸困难、头痛、胸闷、皮肤潮红、心脏功能障碍、肺功能衰竭。尤其是患有心脏病和肺部疾患的人，受害最重。

2）生产事故。

（2）慢性影响

1）影响呼吸系统功能：呼吸道炎症的反复发作，使支气管上皮的分泌物大量排出，内膜增厚，有时产生痉挛，并有瘢痕压迫，造成气管狭窄，呼吸道阻力增加，形成综合性疾病，称为慢性阻塞性肺部疾患（chronic obstructive pulmonary diseases，COPD）。这是慢性支气管炎、支气管哮喘、肺气肿三种疾病的统称。

2）机体免疫功能下降。

3）引起变态反应。

4）其他：如可引起慢性铅、汞等中毒、心血管疾病等。

（3）肺癌：近几十年来，国内外许多研究表明，大气污染程度与肺癌的发生和死亡呈正相关关系。

3. 大气污染对健康的间接危害

（1）温室效应：大量燃料的燃烧，产生出大量 CO_2 排入大气，笼罩在近地面上空。又因大面积森林的砍伐而缺乏足够的植物来吸收它们，使大气中 CO_2 含量上升。CO_2 能吸收红外线等长波辐射，使气温转暖，犹如温室。气候变暖对人类健康会产生有害影响主要有以下几种：

1）气候变暖有利于病原体及有关生物生长繁殖，从而引起生物媒介传染病的分布发生变化，扩大其流行程度和范围，加重对人群健康的危害。

2）气候变暖热相关病（心脏病、呼吸系统疾病等）发病率和死亡率增加。

3）气候变暖还会使空气中的一些有害物质如真菌孢子、花粉浓度增高，导致人群中过敏性疾病的发病率增加。

此外，由于气候变暖引起的全球降水量变化，最终导致洪水、干旱以及森林火灾发生次数的增加。

（2）臭氧层破坏：三氯氟甲烷和二氯二氟甲烷等有害化合物在短波紫外线的光化学作

用下,产生破坏臭氧层的活性物 NO、NO$_2$、HO$_2$、Cl$^-$、ClO$^-$ 等。这些活性物在破坏了臭氧分子以后,又能连锁反应继续破坏 O$_2$,估计一个污染物分子可以连续破坏几千个臭氧分子,其破坏作用是很强烈的。臭氧层受破坏形成空洞的后果是,减弱了臭氧层遮挡吸收短波紫外线的功能,人群由于接触了过多的短波紫外线而引起皮肤癌、白内障等疾病的发病率上升,对其他很多生物也具有杀伤作用。

(3)酸雨:降水(包括雨、雪、雹、雾等)的 pH 小于 5.6 者简称酸雨。通常的酸雨 pH 在 4.5~4.0,个别可低于 3.0。酸雨的形成主要是 SO$_2$、NOx 等酸性污染物溶于水汽中经过氧化、凝结而成。酸雨的危害主要表现为以下几个方面:

1)对土壤和植物产生危害:①酸雨进入土壤,造成土壤酸化,使重金属物的溶出增加,从而导致植物生长缓慢。②酸雨进入土壤,造成土壤酸化,使叶绿素合成下降,从而导致植物枯萎、产量下降。③土壤酸化后,造成土壤微生物(固氮菌)生长下降,从而导致肥力减少和谷类生长下降。

2)影响水生生态系统:酸化的水体微生物分解有机物的活性减弱,水生植物叶绿素合成降低,浮游动物种类减少,鱼贝类死亡。

3)对人类健康产生影响:酸雨进入机体,对呼吸道刺激作用增强,可导致慢性呼吸道疾病的发病率和死亡率增加;酸雨增加土壤中有海重金属的溶解度,加速其向水体、植物和农作物的转移。

4)酸雨能腐蚀建筑物和工程结构,酸雨造成地面水的 pH 降低后,增加了输水管的管壁材料中金属化合物的溶出量,促使水质恶化变质。

(4)影响小气候和太阳辐射:大气污染物中的烟尘能促使形成云雾而吸收太阳的直射光和散射光,影响紫外线的生物学作用。大量的颗粒物飘浮在大气中还能吸收太阳能而使气温明显降低,造成"冷化效应"。

(四) 大气中主要污染物对人体健康的影响

1. 二氧化硫(sulfur dioxide, SO$_2$)

(1)对呼吸系统的影响

1)对黏膜的刺激作用:SO$_2$具有很强的刺激作用,能刺激眼结膜和鼻咽部黏膜。

2)引起呼吸道急性和慢性炎症,严重时可造成局部炎症或腐蚀性组织坏死,是 COPD 的主要病因之一。

3)SO$_2$与烟尘共同存在时的联合作用比 SO$_2$的单独危害作用大得多。

(2)致敏作用:吸附 SO$_2$ 的 IP 被认为是一种变态反应原,能引起支气管哮喘。

(3)促癌作用:SO$_2$和 BaP 联合作用时,动物肺癌的发病率高于 BaP 单独作用时的发病率。

(4)其他作用:SO$_2$被肺泡吸收后,分布到全身器官,其危害是多方面的。

2. 可吸入颗粒物(inhalable particles, IP)

(1)大量的 IP 进入肺部对局部组织有堵塞作用,使局部支气管的通气功能下降,或使细支气管和肺泡的换气功能丧失。尤其是黏稠性较大的 IP,加上 SO$_2$、NO$_2$ 等因素的作用,加重了局部组织的损伤程度,导致慢性阻塞性肺部疾患(COPD)。

（2）颗粒物的成分不同毒性不同

1）一般的成分：燃料燃烧产生的颗粒物都含 SO_2、NO_2、BaP、甲醛等。SO_2、NO_2、甲醛可引起呼吸道损伤，BaP 可致癌，因此这些效应在空气污染中都是常见的。

2）特殊的成分：例如，含铅的颗粒物可引起铅中毒、含砷的颗粒物可引起砷中毒，含氟化物的颗粒物可引起氟中毒等等。

3. 氮氧化物（nitrogen oxides，NO_X）　当污染物以 NO_2 为主时，肺的损害比较明显；当污染物以 NO 为主时，高铁血红蛋白血症及中枢神经损害比较明显。对心、肝、肾以及造血组织等均有影响。慢性毒作用主要表现为神经衰弱综合征。

4. 二噁英（dioxins）

（1）致癌性：二噁英是已知人类致癌物。

（2）对生殖的影响：二噁英还可引起严重的生殖和发育障碍。

（3）对内分泌的影响：孕鼠接触少量 TCDD 可引起子代雄性激素水平的改变，精子发生受抑制，影响性行为和黄体化激素分泌，变得更雌性化。

（4）对免疫系统的影响：围生期接触 TCDD 可能影响免疫细胞的分化谱，早期影响原始干细胞，后期影响发育更成熟的系统中的细胞。TCDD 可引起胸腺萎缩。影响 T 细胞和抗体的免疫应答。

（五）大气卫生标准

1. 大气卫生标准　是大气中有害物质的法定最高限值。它是防止大气污染保护居民健康，评价大气污染程度，制订大气防护措施的法定依据。

2. 标准与基准

（1）基准（criterion）：是通过科学研究得出的对人群不产生有害或不良影响的最大浓度，是根据剂量-反应关系和一定的安全系数而确定的，不考虑社会、经济、技术等人为因素，不具有法律效力。

（2）标准（standard）：是国家对环境中有害因素提出限量要求和实现这些要求所规定的相应措施的技术法规。标准的制订是以基准为主要依据并且要考虑社会、经济、技术等因素，经过综合分析而制订的，并由国家管理机关批准颁布，具有法律的制约性的。

3. 两种最高浓度容许值　我国的大气卫生标准规定了两种浓度的最高容许值，即日平均最高容许浓度和一次最高容许浓度。

（1）一次最高容许浓度：是指任何一次短时间采样测定结果的最高容许值。

（2）日平均最高容许浓度：是指任何一天内多次测定的平均浓度的最高容许值。

有些物质既能产生急性危害，又能产生慢性危害，则两种最高容许值都应制订。

我国大气卫生标准以重量浓度（mg/m^3）表示，即标准状况下 $1m^3$ 空气中该物质的重量 mg 数。

4. 制订大气卫生标准的原则

（1）对机体不应引起急、慢性中毒及潜在的远期危害：最高容许浓度应低于污染物的急性和慢性毒作用阈，包括不引起潜在的远期效应。

（2）对主观感觉无不良影响：最高容许浓度应低于嗅觉阈及眼睛和上呼吸道的刺激作

用阈。

（3）对人体健康无间接危害：最高容许浓度应低于引起生活卫生条件的恶化和对机体发生间接危害的阈浓度。

（4）选用最敏感指标：根据现有知识，选择以上几种阈浓度中的最敏感指标，作为确定基准值的依据。

（5）经济合理和技术可行。

5. 我国的大气卫生标准　我国现行的大气标准有两个。

（1）环境空气质量标准（GB3095-96）该标准是由国务院环境保护领导小组办公室提出，于1996年发布。该标准对10个污染物制订了限值，且每个污染物的标准均分为三级。

（2）工业企业设计卫生标准（TJ36-79）中的"居住区大气中有害物质的最高容许浓度"此标准由卫生部等组织修订后于1979年颁布，对大气中34种有害物质制订了限值。

（六）大气污染对健康影响的调查和监测

1. 调查和监测的目的
（1）查明大气污染来源。
（2）查明大气污染状况。
（3）查明大气污染对人体健康造成的各种危害。

2. 调查和监测的内容和方法
（1）大气污染源的调查
1）点源污染：即是对一个工厂或一座烟囱对周围大气影响的调查。
2）面源污染：即对整个城市或工业区进行大气污染来源调查。
3）线源污染。
（2）大气污染状况监测
1）采样点选择
a. 点源监测的选点方式：一般选用以下三种布点方式：①四周布点；②扇形布点；③烟波下方采样。
b. 区域性污染监测的采样点选择：①按照城市功能分区，选择有代表性的不同类型地区设置采样点。②采样点呈几何状分布，将整个监测的区域划分成若干方形或三角形小格，将采样点设置在交叉点上或在小格内。③根据城市污染源及人口的分布、地形地貌等因素，有选择地设置采样点。
c. 采样点现场的要求：①采样点应设在空旷地点，不受树木或建筑物遮挡和避免局部因素干扰。②测定有害气体的采样器放置高度应为1.5m左右，也就是呼吸带高度。颗粒物采样高度为3~5m，避免地面尘土干扰。
2）采样时间：根据监测目的和工作条件而定。
3）监测指标：①对点源周围大气监测时，应根据所排放的主要有害物质为指标。②对一个区域性进行监测时，一般均常用SO、IP、TSP等指标。
4）采样记录：采样时应纪录采样时间、流量、周围环境情况。并要记录天气状况和测定气象因素，尤其应在采样时测定当时气压和采样点气温，以换算出采样的标准体积。

5）监测结果的分析与评价

a. 首先计算出某个指标每天的平均值（即日平均浓度），再计算出连续几天采样监测的日平均浓度的均值。

b. 分别比较一次浓度和日平均浓度的最高值，并计算各自的超标倍数。

c. 分别计算出一次浓度和日平均浓度的超标率。

d. 分别比较一次浓度和日平均浓度的最低值。

e. 运用卫生统计学法进行各种显著性检验，对各地区、各时期等方面的污染状况进行比较。

f. 计算各种大气质量指数，从而进行环境质量评价。

g. 从中找出主要污染源和污染物，查明影响范围和污染规律。

（3）人群健康调查

1）确定调查现场：应根据大气调查监测结果及有关资料来选定调查现场。

2）确定调查对象：调查对象必须选自在当地居住年限不少于 5 年的居民。要选择暴露机会多的人群作为调查对象，甚至可选择老人、儿童等体弱人群。同时应避免职业暴露、服用药物、吸烟、饮酒等嗜好、室内空气污染等混杂因子的干扰。对照人群也必须同样按上述要求严格选定，而且在性别、年龄、居住年限、职业种类、生活居住条件、饮食习惯。经济水平等均应大致相同。

3）确定观察指标

a. 暴露监测：①大气监测；②个体采样；③生物材料监测。

b. 健康效应测定：①疾病资料；②儿童生长发育资料；③生化指标；④生理功能指标；⑤免疫指标；⑥人体的遗传毒性试验。

4）资料统计：可根据卫生统计学和流行病学的方法进行统计分析。

强 化 训 练

A 型题

1. 臭氧层位于（　　　）
   A. 平流层　　　　　　　　　B. 对流层　　　　　　　　　C. 逸散层
   D. 热成层　　　　　　　　　E. 中间层

2. 同温层又称为（　　　）
   A. 对流层　　　　　　　　　B. 平流层　　　　　　　　　C. 中间层
   D. 热成层　　　　　　　　　E. 逸散层

3. 大气圈中与人类生命活动关系最密切的一层是（　　　）
   A. 平流层　　　　　　　　　B. 热成层　　　　　　　　　C. 逸散层
   D. 对流层　　　　　　　　　E. 中间层

4. 气温垂直递减率通常是指在对流层内高度每增加 100m 气温（　　　）
   A. 降低 0.65℃　　　　　　　B. 升高 0.65℃　　　　　　　C. 升高 0.986℃
   D. 降低 0.986℃　　　　　　　E. 降 1.25℃

5. 紫外线 B(UV-B)是指波长为(　　　)的射线
   A. 275~320nm　　　　　　B. 320~400nm　　　　　C. 200~275nm
   D. >400nm　　　　　　　　E. >760nm

6. 下列哪项不是紫外线的作用(　　　)
   A. 防治佝偻病　　　　　　B. 杀菌　　　　　　　　C. 给人温热感,促进代谢
   D. 过度照射能引起光照性皮炎　E. 可引起雪盲

7. 由于宇宙射线、放射线等的作用,使空气中的气体分子失去外层电子而形成(　　　)
   A. 轻离子　　　　　　　　B. 重离子　　　　　　　C. 正离子
   D. 负离子　　　　　　　　E. 负氧离子

8. 大气污染的主要来源是(　　　)
   A. 工农业生产　　　　　　B. 生活炉灶　　　　　　C. 采暖锅炉
   D. 交通运输　　　　　　　E. 火灾

9. 总悬浮颗粒物的粒径为(　　　)
   A. >100μm　　　　　　　　B. ≤50μm　　　　　　　C. 0.4~10μm
   D. ≤10μm　　　　　　　　E. ≤100μm

10. 可吸入颗粒物的粒径为(　　　)
    A. ≤10μm　　　　　　　　B. ≥5μm　　　　　　　　C. 5~15μm
    D. 1~5μm　　　　　　　　E. 0.1~4μm

11. 当(　　　)时,大气处于稳定状态,空气垂直对流弱,大气中的污染物扩散极差
    A. $\gamma < \gamma_d$　　　　　　　　B. $\gamma < 0$　　　　　　　C. $\gamma = \gamma_d$
    D. $\gamma > \gamma_d$　　　　　　　　E. $\gamma > 0$

12. 烟气中有害气体着地点距烟囱的距离一般为有效排放高度的(　　　)
    A. 10~20倍　　　　　　　B. 40倍　　　　　　　　C. 30~50倍
    D. <5倍　　　　　　　　　E. 1~2倍

13. 决定大气污染程度最基本的因素是(　　　)
    A. 有效排放高度　　　　　B. 污染物排放量　　　　C. 接触点与污染源的距离
    D. 气象因素　　　　　　　E. 地形

14. 关于"有效排放高度"的概念是(　　　)
    A. 烟囱的垂直高度
    B. 烟囱高度的两倍
    C. 烟囱本身高度与烟气上升高度之和
    D. 烟囱高度与地基高度之和
    E. 烟囱高度与地面高度之和

15. 决定大气污染程度最基本的因素是(　　　)
    A. 污染物排放量　　　　　B. 有效排放高度　　　　C. 接触点与污染源的距离
    D. 气象因素　　　　　　　E. 地形

16. 大气逆温是指(　　　)
    A. 大气温度随高度的升高而降低

B. 大气温度随高度的升高而升高

C. 与高度无关

D. 大气的水平温差增加

E. 大气的水平温差减少

17. 气温逆增常发生于( )

    A. 夏季　　　　　　　　　　B. 夏秋季　　　　　　　　C. 冬季

    D. 夏季的白天　　　　　　　E. 秋季

18. 下列哪种地形最不利大气污染物的扩散( )

    A. 平原　　　　　　　　　　B. 盆地　　　　　　　　　C. 海滨

    D. 草原　　　　　　　　　　E. 高山

19. 煤烟型烟雾事件多发生于( )

    A. 炎热季节　　　　　　　　B. 霉雨季节　　　　　　　C. 寒冷季节

    D. 凉爽季节　　　　　　　　E. 机动车拥挤的地区

20. 不利于大气煤烟型污染物扩散的气象条件是( )

    A. 气温高,气湿低,风速大,无逆温

    B. 气温低,气湿高,风速小,有逆温

    C. 有湍流,大气稳定度小

    D. 紫外线强烈,出现反气旋

    E. 以上都不对

21. 形成煤烟型烟雾事件的主要污染物是( )

    A. 悬浮颗粒物和 NOx　　　　B. 汽车废气和 SOx　　　　C. 颗粒物和 PANs

    D. 颗粒物和 O_3　　　　　　　E. 颗粒物和 SOx

22. 光化学烟雾中的主要污染物是( )

    A. 飘尘　　　　　　　　　　B. NOx　　　　　　　　　C. O_3

    D. 烃　　　　　　　　　　　E. CO_2

23. 光化学烟雾事件多发生于( )

    A. 夏秋季的白天　　　　　　B. 冬春季的深夜　　　　　C. 冬春季的白天

    D. 夏秋季的夜晚　　　　　　E. 阴雨天

24. 光化学烟雾对机体危害的主要特点( )

    A. 对眼睛和上呼吸道的刺激作用　　B. 肺水肿　　　　　　C. 神经学系统损害

    D. 肝肾损害　　　　　　　　　　　E. 皮肤损害

25. 以下事件哪一种不属于急性中毒事件( )

    A. 印度博帕尔事件　　　　　B. 伦敦烟雾事件

    C. 前苏联切尔诺贝利核扩散事件　　D. 洛杉矶光化学烟雾事件

    E. 日本水俣湾甲基汞中毒事件

26. 对于眼睛和上呼吸道的刺激较小,但容易进入深部呼吸道的大气污染物是( )

    A. 飘尘　　　　　　　　　　B. 二氧化硫　　　　　　　C. 氮氧化物

    D. 一氧化碳　　　　　　　　E. 光化学烟雾

27. 污染物对健康造成的特异性损害是( )

    A. 急性作用　　　　　　　　B. 慢性作用　　　　　　　C. "三致"作用

    D. 对免疫功能的影响　　　　E. 以上都是

28. 在大气严重污染地区儿童易发生何种疾病( )

    A. 腰腿痛　　　　　　　　　B. 高血压　　　　　　　　C. 肩周炎

    D. 儿童佝偻病发病率较高　　E. 关节炎

29. 城市居民肺癌发病率高于农村,与大气何种污染有关( )

    A. 砷、铬、苯并(a)芘　　　　B. 铅、硅、铝　　　　　　C. 一氧化碳、二氧化碳

    D. 氮氧化物、氧化亚氮　　　E. 硫化氢、二氧化硫

30. 下列均为大气污染物造成的长期慢性作用,应除外( )

    A. 长期刺激作用产生炎症　　B. 心血管疾病　　　　　　C. 变态反应疾病

    D. 机体免疫力下降　　　　　E. 微量元素缺少

31. 下列污染物中,哪一种污染物不是一次污染物( )

    A. 二氧化硫　　　　　　　　B. 一氧化碳　　　　　　　C. 二氧化氮

    D. 过氧酰基硝酸酯　　　　　E. 碳氢化物

32. 下列何种大气污染可致呼吸系统炎症和肺水肿( )

    A. 农药、氯化钠　　　　　　B. 二氧化硫　　　　　　　C. 石棉

    D. 二氧化硅　　　　　　　　E. 氯化钾

33. 能造成臭氧层破坏的物质是( )

    A. 氯氟烃类物质　　　　　　B. CO　　　　　　　　　C. CO_2

    D. SO_2　　　　　　　　　　E. NO_2

34. 能产生温室效应气体主要是( )

    A. NOx　　　　　　　　　　B. CO　　　　　　　　　C. N_2O_3

    D. CO_2　　　　　　　　　　E. HC

35. 酸雨是指降水的 pH 小于( )

    A. 6.5　　　　　　　　　　　B. 5.6　　　　　　　　　C. 4.5

    D. 3.0　　　　　　　　　　　E. 以上都不是

36. 大气污染中的飘尘和二氧化硫的联合作用表现为( )

    A. 独立作用　　　　　　　　B. 拮抗作用　　　　　　　C. 相加作用

    D. 相乘作用　　　　　　　　E. 以上都不是

37. 下列哪项对人体的危害不是可吸入颗粒物直接引起的( )

    A. 刺激和腐蚀肺泡壁　　　　B. 堵塞局部组织　　　　　C. 引起高血压

    D. 促使其他物质的毒性增加　E. 充当其他有害物质的"载体"

38. 酸雨的主要形成物是( )

    A. CO_2　　　　　　　　　　B. SO_2　　　　　　　　C. CO

    D. HC　　　　　　　　　　　E. O_3

39. SO_2 的主要作用部位是( )

    A. 上呼吸道　　　　　　　　B. 细支气管　　　　　　　C. 毛细支气管

D. 肺泡　　　　　　　　　　　E. 食管

40. SO_2 是下列哪种疾病的主要原因之一(　　)

A. 肾炎　　　　　　　　B. COPD　　　　　　　　C. 冠心病

D. 高血压　　　　　　　E. 食管癌

41. 我国居住区大气中 SO_2 日平均最高容许浓度为(　　)

A. $0.10mg/m^3$　　　　　B. $0.25mg/m^3$　　　　　C. $0.15mg/m^3$

D. $0.30mg/m^3$　　　　　E. $0.50mg/m^3$

42. 氮氧化物是多种氮气氧化产物的总称,其中造成严重大气污染的是(　　)

A. NO 和 N_2O　　　　　B. NO_2 和 NO_3　　　　　C. NO 和 NO_3

D. NO 和 NO_2　　　　　E. N_2O_3 和 N_2O_5

43. NO_x 的主要作用部位是(　　)

A. 眼结膜　　　　　　　B. 鼻腔　　　　　　　　C. 气管

D. 支气管　　　　　　　E. 呼吸道深部细支气管和肺泡

44. 下列哪种大气污染物进入人体后可导致高铁血红蛋白症(　　)

A. CO　　　　　　　　　B. CO_2　　　　　　　　C. NO

D. SO_2　　　　　　　　E. H_2S

45. 下列哪种物质是汽车尾气中主要污染物之一(　　)

A. H_2S　　　　　　　　B. NO_x　　　　　　　　C. SO_2

D. O_3　　　　　　　　　E. 颗粒物

46. 下列叙述中,正确的是(　　)

A. 基准实质上等同于标准

B. 基准有法律效力,标准无法律效力

C. 基准和标准都有法律效力

D. 基准是标准的科学依据,标准是基准内容的实际体现

E. 基准是标准内容的实际体现,标准是基准的科学依据

47. 我国制定大气卫生标准的如下原则,应除外(　　)

A. 不引起急性或慢性中毒及潜在的远期危害

B. 对主观感觉无不良反应　　　C. 对人体无间接危害

D. 选用最敏感指标　　　　　　E. 对大气的自净作用无影响

48. 下列有关二噁英类的说法,错误的是(　　)

A. 二噁英类有免疫毒性

B. 主要来源于城市和工业垃圾焚烧

C. 氯苯是二噁英类合成的唯一前体

D. 人体内二噁英类的主要来源是食物

E. 二噁英类可使雄性动物雌性化

49. 选择严重污染区、轻度污染区和清洁对照区进行大气监测,其目的是(　　)

A. 调查个别污染源　　　　B. 地区性污染调查　　　　C. 交通干线污染调查

D. 采暖锅炉污染调查　　　E. 自然因素污染调查

50. 大气污染监测,每年至少采样季节和采样次数是(　　)

    A. 春夏两季各一次　　　　　　B. 夏秋两季各一次　　　C. 冬夏两季各一次

    D. 冬夏两季各两次　　　　　　E. 一年四季各一次

51. 当进行大气污染对健康影响的调查时,调查对象在当地居住年限要求是(　　)

    A. 随机抽样,无须考虑年限　　B. 1~2 年以上　　　　　C. 3~5 年以上

    D. 10 年以上　　　　　　　　E. 15 年以上

52. 以下是有关防止大气污染的主要措施,其中哪一条是重复的(　　)

    A. 参与规划设计审查　　　　　B. 综合利用,化害为利　　C. 设置卫生防护带

    D. 工艺改革,废气净化处理　　E. 执行国家卫生标准,进行卫生监测

53. 居民区大气卫生标准适用于以下地区,但应除外(　　)

    A. 居住区　　　　　　　　　　B. 学校附近　　　　　　C. 公共场所周围

    D. 文化区周围　　　　　　　　E. 自然保护区

54. 大气卫生标准与车间卫生标准,在制订原则方面有很多不同之处,以下那项没有差别

    A. 保证老、幼、病、弱者不发生急慢性危害

    B. 保障敏感人群,不发生急慢性危害

    C. 暴露人群对有害物质是昼夜长期接触

    D. 以低剂量长期接触为主

    E. 毒理实验是制订标准的方法之一

55. 呼吸带的高度是(　　)

    A. 0.5m　　　　　　　　　　B. 1.0m　　　　　　　　C. 1.5m

    D. 1~8m　　　　　　　　　　E. 2.0m

56. 《大气环境质量标准》(GB3095-82)中每个污染物的标准均分为三级,应执行二级标准的地区是(　　)

    A. 国家规定的自然保护区和名胜古迹

    B. 国家规定的风景游览区和疗养地

    C. 居民区、文化区和农村地区等

    D. 工业区和交通枢纽干线区等

    E. 以上都不是

57. 我国居住区大气中可吸入颗粒物日平均最高容许浓度为(　　)

    A. 0.015mg/m^3　　　　　　B. 0.05mg/m^3　　　　　C. 0.15mg/m^3

    D. 0.5mg/m^3　　　　　　　E. 0.0015mg/m^3

第四章 水体卫生

学 习 要 求

1. 了解水的卫生学意义及我国水资源的特征。
2. 熟悉水资源的种类及其卫生学特征。
3. 掌握水质的性状和评价指标。
4. 掌握水体的污染来源和主要污染物。
5. 熟悉各种水体污染的特点。
6. 熟悉水体污染的自净及其机制。
7. 熟悉水体污染物的转归。
8. 了解我国水环境污染概况。
9. 掌握水体生物性污染和化学性污染的危害。
10. 熟悉水体物理性污染的危害。
11. 掌握地面水卫生标准制定原则及研究方法。
12. 掌握地面水环境质量标准。
13. 了解水污染物排放标准。
14. 了解水体卫生防护及各类污水处理方法。
15. 了解水体污染的卫生调查、监测和监督。

重点与难点

(一) 水资源的种类及其卫生学特征

1. 天然水所含物质　可分为:①溶解性物质;②胶体物质;③悬浮物质。

2. 降水　是指雨、雪、雹水,水质较好、矿物质含量较低,但水量无保证。

3. 地面水　是降水在地表径流和汇集后形成的水体,包括江河水、湖泊水、水库水等。地面水以降水为主要补充来源,此外与地下水也有相互补充关系。地面水水质一般较软,含盐量较少。其浑浊度较大,细菌含量较高,且因其暴露于大气,流速快,故水中溶解氧含量也较高。

4. 地下水

(1) 浅层地下水:是指潜藏在地表下第一个不透水层上的地下水,是我国广大农村最常用的水源,水质物理性状较好,细菌数较地面水少,但在流经地层和渗透过程中,可溶解土壤中各种矿物盐类使水质硬度增加,水中溶解氧因被土壤中生物化学过程消耗而减少。

（2）深层地下水：是指在第一个不透水层以下的地下水，其水质透明无色，水温恒定，细菌数很少，但盐类含量高，硬度大。由于深层地下水水质较好，水量较稳定，常被用作城镇或企业的集中式供水水源。

（3）泉水：是地下水通过地表缝隙自行涌出的地下水。其水质、水量的特点分别与浅层和深层地下水相似。

（二）水质的性状和评价指标

1. 物理性状指标　根据天然水的物理性状指标的测定结果，可判断水质的感官性状好坏，也可以说明水质是否受到污染。

（1）水温。

（2）色。

（3）臭和味：臭和味有时不易截然分开。洁净水无臭气和异味。天然水中臭和味的主要来源有：①水生动植物或微生物的繁殖和衰亡；②有机物的腐败分解；③溶解的气体如硫化氢等；④溶解的矿物盐或混入的泥土。

（4）浑浊度：是指悬浮于水中的胶体颗粒产生的散射现象，表示水中悬浮物和胶体物对光线透过时的阻碍程度。

2. 化学性状指标

（1）pH：天然水的 pH 一般在 7.2~8.5 之间。

（2）总固体：是指水样在一定温度下缓慢蒸发至干后的残留物总量，包括水中的溶解性固体和悬浮性固体。由有机物、无机物和各种生物体组成。烧灼的后的损失量大致可说明水中有机物的含量。

（3）硬度：指溶于水中钙、镁盐类的总含量，以 $CaCO_3$（mg/L）表示。

1）碳酸盐硬度：钙、镁的重碳酸盐和碳酸盐。

2）非碳酸盐硬度：钙、镁的硫酸盐、氯化物等。

3）暂时硬度：水经煮沸后能去除的那部分硬度。水煮沸时，水中重碳酸盐分解形成碳酸盐而沉淀，由于钙、镁的碳酸盐并非完全沉淀，暂时硬度往往小于碳酸盐硬度。

4）永久硬度：指水煮沸后不能去除的硬度。

（4）含氮化合物：包括有机氮、蛋白氮、氨氮、亚硝酸盐氮和硝酸盐氮。

1）有机氮：是有机含氮化合物的总称。

2）蛋白氮：是指已经分解成较简单的有机氮。

有机氮、蛋白氮主要来源于动植物，如动物粪便、植物腐败、藻类和原生动物等。当水中有机氮和蛋白氮显著增高时，说明水体新近受到明显的有机性污染。

3）氨氮：是天然水被人畜粪便等含氮有机物污染后，在有氧条件下经微生物分解形成的中间产物。水中氨氮增高时，表示新近可能有人畜粪便污染。

4）亚硝酸盐氮：是水中氨在有氧条件下经亚硝酸菌作用形成的，是氨硝化过程的中间产物。亚硝酸盐含量高，该水中有机物的无机化过程尚未完成，污染危害仍然存在。

5）硝酸盐氮：是含氮有机物氧化分解的最终产物。

6）氨的硝化过程：是指含氮有机物在有氧条件下经微生物作用分解成氨，再经亚硝酸菌作用生成亚硝酸盐,后者再经硝酸菌作用生成硝酸盐的过程。人们可根据水体中氨氮、亚硝酸盐氮、硝酸盐氮含量变化的意义进行综合分析、判断水质的污染状况。

如水体中硝酸盐氮含量高,而氨氮、亚硝酸盐氮含量不高,表示该水体过去曾受有机物污染,现已完成自净过程。若氨氮、亚硝酸盐氮、硝酸盐氮均增高,提示该水体过去和新近均有污染,或过去受污染,目前自净正在进行。

(5)溶解氧(dissolved oxygen,DO):指溶解在水中的氧含量。其含量与空气中的氧分压,水温有关。溶解氧含量可作为评价水体受有机性污染及其自净程度的间接指标。水中溶解氧小于 3~4mg/L 时,鱼类就难以生存。

(6)化学耗氧量(chemical oxygen demand,COD):指在一定条件下,用强氧化剂如高锰酸钾或重铬酸钾等氧化水中有机物所消耗氧的量。它是测定水体中有机物含量的间接指标,代表水体中可被氧化的有机物和还原性无机物的总量。化学耗氧量的测定方法简便快速,但不能反映有机污染物的化学稳定性及其在水中降解的实际情况,因为有机物的降解主要靠水中微生物的作用。

(7)生化需氧量(biochemical oxygen demand,BOD):指水中有机物在有氧条件下被需氧微生物分解时消耗的溶解氧量。水中有机物愈多,生化需氧量愈高。5 日生化需氧量(BOD_5^{20})20℃培养 5 日后,1L 水中减少的溶解氧量。

(8)氯化物。

(9)硫酸盐。

(10)总有机碳和总需氧量。

1)总有机碳(total organic carbon,TOC):是指水中全部有机物的含碳量,它只能相对表示水中有机物的含量,单位为 mg/L,是评价水体有机需氧污染程度的综合性指标之一,但不能说明有机污染的性质。

2)总需氧量(total oxygen demand,TOD):指一升水中还原物质(有机物和无机物)在一定条件下氧化时所消耗氧的毫升数,是评定水体被污染程度的一个重要指标。

TOC 和 TOD 的检测有可能取代生化需氧量的测定方法,实现对其测定的快速自动化。

(11)有害物质:主要指水体中重金属和难分解的有机物,如汞、镉、砷、铬、铅、酚、氰化物、有机氯和多氯联苯等。

3. 微生物学性状指标

(1)细菌总数:指 1ml 水在普通琼脂培养基中经 37℃培养 24h 后生长的细菌菌落数。它可以反映水体受生物性污染的程度。细菌总数只能作为水被生物性污染的参考指标。

(2)总大肠菌群:是指一群需氧及兼性厌氧的在 37℃生长时能使乳糖发酵、在 24h 内产酸产气的革兰阴性无芽孢杆菌。大肠菌群细菌不是单一的某一种属细菌,而是性状相似的一群细菌。

由于粪便中存在大量的大肠菌群细菌,因此这种细菌可作为粪便污染水体的指示菌。目前利用提高培养温度的方法来区别不同来源的大肠菌群细菌。

(三) 水体的污染源和污染物

1. 水体污染　是指人类活动排放的污染物进入水体,其数量超过了水体的自净能力,使水和水体底质的理化特性和水环境中的生物特性、组成等发生改变,从而影响水的使用价值,造成水质恶化,乃至危害人体健康或破坏生态环境的现象。

2. 水体污染的主要来源

（1）工业废水。

（2）生活污水：是指人们日常生活的洗涤废水和粪尿污水等。生活污水中含有大量有机物如纤维素、淀粉、糖类、脂肪、蛋白质等及微生物包括肠道病原菌、病毒、寄生虫卵等。污水中还含有大量无机物质如氯化物、硫酸盐、磷酸盐、铵盐、亚硝酸盐、硝酸盐等。近年来由于大量使用含磷洗涤剂，使污水中磷含量显著增加，为水生植物提供充足的营养物质。水体受含磷、氮等的污水污染是造成湖泊水质恶化的主要原因之一。

（3）农业污水：指农牧业生产排出的污水及降水或灌溉水流过农田或经农田渗漏排出的水。农业污水主要含有氮、磷、钾等化肥、农药、粪尿等有机物及人畜肠道病原体等。天然水体中的有机物质、植物营养素、农药等主要来源于农业污水。

（4）其他。

3. 水体污染物　通过各种途径进入水体的污染物种类繁多，性质各异，一般分为物理性、化学性和生物性污染物。

（四）水体的污染、自净和污染物的转归

1. 各种水体的污染特点

（1）河流：河流的污染程度取决于河流的径污比（径流量与排入河流中污水量的比值），河流的径污比大，稀释能力强，河流受污染的可能性和污染程度较小。河流污染范围不限于污染发生区，还可殃及下游地区，甚至可影响到海洋。

（2）湖泊、水库：湖泊、水库以水面宽阔、流速缓慢、沉淀作用强，稀释混合能力较差，水交换缓慢为显著特点。由于湖泊、水库的上述特点，污染物进入后不易被湖水稀释混合而易沉入湖底，难于通过湖流的搬运作用经出湖口河道向下游输送。因此，湖泊的相对封闭性使污染物质易于沉积。湖泊的缓流水面使水的复氧作用降低，从而使湖水对有机物质的自净能力减弱。

水体富营养化（eutrophication）：当湖泊、水库水接纳过多含磷、氮的污水时，水中磷、氮等营养元素过多，使藻类等浮游生物大量繁殖，可形成水体富营养化。此时，由于占优势的浮游生物的颜色不同，水面往往呈现红色、绿色、蓝色、棕色、乳白色等，这种情况出现在湖泊时称水华，发生在海湾时叫赤潮。藻类繁殖迅速、生长周期短，死亡后通过细菌分解，不断消耗水中溶解氧使水质恶化，危及鱼类及其他水生物的生存。藻类及其他生物残体在腐烂过程中，又把生物所需的磷、氮等营养物质释放到水中，供新一代藻类利用。

（3）地下水：一旦地下水受到明显污染，即使查明了污染原因并消除了污染来源，地下水水质仍需较长时间才能恢复。这是因为被地层阻留的污染物还会不断释放到地下水中，且地下水流动极其缓慢、溶解氧含量低，微生物含量较少，自净能力较差。

（4）海洋：海洋的污染源多而复杂。各种各样的工业废水和生活污水通过江河水注入海洋，其中污染物很难再转移出去，不易分解的污染物便在海洋中积累起来，或者被海洋生物富集，形成海洋的持续性污染，危害较为严重。海洋污染的另一特点是污染范围大。

2. 水体污染的自净及其机制

（1）水体污染的自净作用

1）水体自净（selfpurification）：是指水体受污染后，污染物在水体的物理、化学和生物学

作用下,使污染成分不断稀释、扩散、分解破坏或沉入水底,水中污染物浓度逐渐降低,水质最终又恢复到污染前的状况。

2)有机物的自净过程一般可分为三个阶段:第一阶段是易被氧化的有机物进行的化学氧化分解,本阶段在污染物进入水体后数小时即可完成。第二阶段是有机物在水中微生物作用下的生物化学氧化分解,本阶段持续时间的长短与水温、有机物浓度、微生物种类和数量等有关,一般要延续数日。通常用 BOD_5 这一指标用以表示能被生物化学氧化的有机物的质量。第三阶段是含氮有机物的硝化过程,这个阶段最慢,一般要延续一个月左右。

(2)水体自净过程的特征:污染物进入水体后就开始了自净过程,该过程由弱到强,直至水质逐渐恢复到正常状态。

(3)水体自净的机制:包括稀释、混合、吸附沉淀等物理作用,氧化还原、分解化合等化学作用,以及生物分解、生物转化和生物富集等生物学作用。各种作用可相互影响,同时发生并交互进行。一般而言,自净的初始阶段以物理和化学作用为主,后期则以生物学作用为主。

氧垂曲线:有机物进行生物净化的过程中,复氧与耗氧同时进行,水中溶解氧含量即为耗氧与复氧两过程相互作用的结果。因此,可以把溶解氧作为水体自净的一个指标。在水体有机物污染过程中,溶解氧变化可用氧垂曲线表示。污水中的微生物进入水体后,由于阳光紫外线照射,水生生物间的拮抗作用,噬菌体的噬菌作用,以及不适宜的环境条件等因素的影响而逐渐死亡,病原微生物死亡更快。寄生虫卵进入水体后,除血吸虫卵、肺吸虫卵、姜片虫卵等能在水中孵化外,其他虫卵大多沉入水底,逐渐死亡。

(4)水体污染物的转归:污染物在水体中的转归是指污染物在水环境中的空间位移和形态改变。前者表现为量的变化,后者则是质的转化。这两种变化之间通常存在相互联系。

1)污染物的迁移:是指污染物从某一地点转移到另一地点,从一种介质转移到另一种介质的过程。

污染物的生物富集作用(bioenrichment):是指某些生物不断从环境中摄取浓度极低的金属元素或难分解的化合物在体内聚集起来,使该物质在生物体内达到相当高甚至引起其他生物(或人)中毒的浓度。水生生物往往通过生物蓄积、生物浓缩和生物放大作用使某一元素或难分解的化合物大大高于水相中的浓度。

2)污染物的转化:主要指污染物在水体中所发生的物理、化学、光化学和生物学作用。通过此等作用,污染物改变了原有的形态或分子结构,以致改变了污染物固有化学性质、毒性及生态学效应。

(五)水体污染的危害

1. 生物性污染的危害

(1)水体受生物性致病因子污染后,居民常通过饮用、接触等途径引起介水传染病的暴发流行,对人体健康造成危害。最常见的疾病包括霍乱、伤寒、痢疾、肝炎等肠道传染病及血吸虫病、贾第虫病等寄生虫病。

(2)在富营养化水体中藻类大量繁殖聚集成团块,漂浮于水面,影响水的感观性状,在用作自来水水源时常常堵塞水厂的滤池,并使水质出现异臭异味。藻类产生的黏液可黏附于水生动物的腮上,影响其呼吸,导致窒息死亡。有些赤潮藻大量繁殖时分泌的有害物质如氨、硫化氢等可危害水体生态环境并使其他生物中毒及生物群落结构异常。由于藻类大量繁殖死亡后,在细菌分解过程中不断消耗水中的溶解氧,使氧含量急剧降低,引起鱼、贝类等因缺氧大量死亡。

(3) 有些藻类能产生毒素而贝类(蛤、蚶、蚌等)能富集此类毒素,人食用毒化了的贝类后可发生中毒甚至死亡。富营养化湖泊中的优势藻如蓝藻(又称蓝细菌)的某些种可产生藻类毒素。藻类毒素对人体健康的影响已受到人们的重视,因为此等毒素一旦进入水中,一般供水净化处理和家庭煮沸不能使之全部失活。

2. 化学性污染的危害　水体受工业废水污染后,水体中各种有毒化学物质如汞、砷、铬、酚、氰化物、多氯联苯及农药等通过饮水或食物链传递使人体发生急、慢性中毒。

(1) 汞和甲基汞:水体汞污染来源多为汞的开采冶炼、氯碱、化工、仪表、电子、颜料等工业排出的废水及含汞农药的使用。水中胶体颗粒、悬浮物、泥土细粒、浮游生物等能吸附汞,而后通过重力沉降进入底泥,底泥中的汞在微生物的作用下可转变为甲基汞或二甲基汞,甲基汞能溶于水,又可从底泥返回水中。因此,无论汞或甲基汞污染的水体均可造成危害。

1) 水俣病:日本九州岛水俣地区因长期食用受甲基汞污染的鱼贝类而引起的慢性甲基汞中毒。

2) 水俣病的发病机制:甲基汞污染水体后,通过水生食物链进入人体,在胃酸作用下,生成氯化甲基汞,经肠道吸收率可达 95% ~ 100% 。吸收入血液的甲基汞与红细胞内的血红蛋白巯基结合,透过血脑屏障进入脑组织。损害最为严重的是小脑和大脑,特别是枕叶、脊髓后束和末梢神经。甲基汞在大脑的感觉区和运动区含量较高,尤其是大脑后叶蓄积量最高,致使患者视觉、听觉障碍。

3) 先天性水俣病:由于甲基汞可通过胎盘进入胎儿脑组织,从而对胎儿脑组织造成更广泛的损害,出生后成为先天性水俣病。由于甲基汞对胎儿损害遍及全脑,故先天性水俣病的病情比成人水俣病更为严重复杂。

(2) 酚:含酚废水主要来自炼焦、炼油、制取煤气、造纸,及用酚作为原料的工业企业。酚可通过皮肤和胃肠道吸收,吸收后的酚主要在肝脏氧化成苯二酚、苯三酚,并与葡萄糖醛酸等结合而失去毒性,然后随尿液排出。被吸收的酚在 24 小时内代谢完毕,故酚类化合物的中毒多为各种事故引起的急性中毒。

急性酚中毒者主要表现为大量出汗、肺水肿、吞咽困难、肝及造血系统损害,黑尿等。长期饮用低浓度含酚的水,能引起记忆力减退,皮疹、瘙痒、头昏、失眠、贫血等等。五氯酚对实验动物还具有致畸胎作用。

(3) 多氯联苯(PCBs):主要随工业废水和城市污水进入水体。由于 PCBs 的脂溶性强,进入机体后可贮存于各组织器官中,尤其是脂肪组织中含量最高。

一些流行病学调查资料表明,人类接触 PCBs 可影响机体的生长发育,使免疫功能受损。PCBs 对人危害的最典型例子是 1968 年发生在日本的米糠油中毒事件,受害者因食用被 PCBs 污染的米糠油(2000 ~ 3000mg/kg)而中毒,主要表现为皮疹、色素沉着、眼睑浮肿、眼分泌物增多及胃肠道症状等,严重者可发生肝损害,出现黄疸、肝昏迷甚至死亡。

（六）水环境标准

为了保护水资源、防治水体污染,维持生态平衡以及保障人民健康,我国已经制订和颁布多种地面水水质标准和水污染排放标准。

水环境质量标准由《地表水环境质量标准》和系列标准如《渔业水质标准》、《农田灌溉水质标准》《地下水水质标准》等组成。

1. 地表水环境质量标准 《地表水环境质量标准》(GB3838-2002)是一项国家标准,适用于全国领域内的江河、湖泊、运河、渠道、水库等具有使用功能的地表水域。本标准项目共计 109 项,其中地表水环境质量标准基本项目 24 项,集中式生活饮用水地表水源地补充项目 5 项,集中式生活饮用水地表水源地特定项目 80 项。

我国制订地面水水质卫生标准的原则是:①防止通过地表水传播疾病;②防止通过地表水引起急性或慢性中毒及远期危害;③保证地表水感官性状良好;④保证地表水自净过程能正常进行。

2. 污水排放标准 排放标准对污水中的污染物或有害因素规定了控制浓度或限量要求,用于限制污染源排放口的浓度。

强 化 训 练

A 型题

1. 一般说来水质最硬的水源是(　　)
   A. 湖水　　　　　　　　B. 浅层井水　　　　　　　C. 深层井水
   D. 雨雪水　　　　　　　E. 江河

2. 天然水含有的物质可分为(　　)
   A. 溶解性物质、含氮有机物　　B. 总固体、有机碳
   C. 胶体物质、悬浮物质　　　　D. 溶解性物质、胶体物质、悬浮物质
   E. 有机氮、胶体物质　总固体

3. 下列哪项是水体物理形状指标(　　)
   A. 浑浊度　　　　　　　B. 总固体　　　　　　　C. pH
   D. 硬度　　　　　　　　E. 氯化物

4. 与饮水硬度关系最为密切的健康问题是(　　)
   A. 肿瘤　　　　　　　　B. 呼吸系统疾病　　　　　C. 泌尿系统疾病
   D. 生殖系统疾病　　　　E. 神经系统疾病

5. 永久硬度是指水中的(　　)
   A. 溶解性固体和悬浮性固体
   B. 钙,镁的重碳酸盐
   C. 钙,镁的硫酸盐,硝酸盐和氯化物
   D. 水净化处理所不能除去的盐类
   E. 锰的盐类

6. 当水中硝酸盐氮含量甚微,亚硝酸盐氮和氨氮含量明显增高时,属于下列哪项(　　　)
 A. 污染刚刚发生　　　　　　　　 B. 受污染不久,现仍在继续
 C. 长久以来一直受污染　　　　　　 D. 已完全自净
 E. 以上都不是

7. 下列哪个指标最能代表水中有机物质的含量(　　　)
 A. COD　　　　　　　　　 B. BOD　　　　　　　　　 C. DO
 D. 总固体　　　　　　　　 E. 以上都不是

8. 生化需氧量与下列哪种因素无关(　　　)
 A. 溶解氧　　　　　　　　 B. 水温　　　　　　　　 C. 强氧化剂的消耗量
 D. 需氧微生物　　　　　　 E. 有机物浓度

9. 总大肠菌群指标可反映水体(　　　)
 A. 有无病原体存在　　　　　 B. 受有害毒物污染的程度　　 C. 水质的清洁程度
 D. 受粪便污染的程度　　　　 E. 自净效果

10. 以下哪项不属于饮水常规微生物检测指标(　　　)
 A. 大肠菌群　　　　　　　 B. 余氯　　　　　　　　 C. 细菌总数
 D. 病原菌　　　　　　　　 E. 粪大肠菌群

11. 引起水体富营养化的元素是(　　　)
 A. Ca　　　　　　　　　　 B. Mg　　　　　　　　　 C. P、N
 D. P、Pb　　　　　　　　　 E. N、Cu　　　　　　　　 F. As、Zn

12. 水俣病是由于长期摄入了(　　　)
 A. 砷污染的水　　　　　　 B. 甲基汞污染的水　　　　 C. 汞污染的水
 D. 酚污染的水　　　　　　 E. 甲基汞污染的鱼贝类

13. 甲基汞在机体主要作用的靶器官是(　　　)
 A. 脑　　　　　　　　　　 B. 肝　　　　　　　　　 C. 脾
 D. 肾　　　　　　　　　　 E. 骨骼

14. 水体的自净作用有多种形式,除了(　　　)
 A. 稀释、扩散　　　　　　 B. 生物学分解　　　　　 C. 氧化还原作用
 D. 自然沉降　　　　　　　 E. 厌氧作用

15. 富营养化后期的水体中(　　　)
 A. 水草生长旺盛　　　　　 B. 微量元素减少　　　　 C. 溶解氧含量明显减少
 D. 营养元素含量增高　　　 E. 硝酸盐含量过高

16. 水体的生物净化作用是通过(　　　)和溶解氧使有机物污染氧化分解
 A. 厌氧微生物　　　　　　 B. 紫外线照射　　　　　 C. 亚硝酸菌
 D. 氧化还原反应　　　　　 E. 需氧细菌

17. 生活污水成分的重要特征是含有(　　　)
 A. 固体废弃物
 B. 氮、磷等元素以及肠道致病菌和寄生虫卵等
 C. 水质和水量差别很大

D. 各种农药成分

E. 放射性废物

18. 工业废水一级处理主要是为了除去(　　)

    A. 有机污染物　　　　　　B. 悬浮固体　　　　　C. 总固体

    D. 氮肥等营养物质　　　　E. 细菌

19. 关于医院污水处理,下列哪项论述是正确的(　　)

    A. 仅需一级处理

    B. 一、二级处理可满足要求

    C. 医院污水处理中污泥可作为肥料

    D. 医院污水中放射性物质不需处理

    E. 医院污水消毒后方可排放

20. 工业污水二级处理主要是为了除去(　　)

    A. BOD　　　　　　　　　B. 悬浮固体　　　　　C. 总固体

    D. 氮肥等营养物质　　　　E. 细菌

B 型题

    A. 溶解氧　　　　　　　　B. 化学耗氧量　　　　C. 生化需氧量

    D. 硫酸盐　　　　　　　　E. 总有机碳

1. 测定水体中有机物含量的间接指标是(　　)

2. 评价水体有机需氧污染程度的指标是(　　)

    A. 生活污水污染　　　　　B. 农田径流污染　　　C. 工业废水污染

    D. 人、畜粪便污染　　　　E. 含氮有机物污染

3. 地面水中硫酸盐含量骤然增加时,表明其受(　　)

4. 地面水中氯化物含量骤然增加时,表明其受(　　)

★ 第五章　饮用水卫生

学 习 要 求

1. 了解生活饮用水的卫生学意义。
2. 掌握介水传染病原因、主要病原体和流行特点。
3. 了解饮用水化学性污染的危害。
4. 熟悉饮用水的其他健康问题。
5. 熟悉二次供水污染的健康问题。
6. 掌握我国生活饮用水水质标准及制订原则。
7. 了解我国生活用水量标准。
8. 掌握集中式给水水源选择的原则。
9. 熟悉水源卫生防护的相关规定。
10. 掌握集中式给水水质处理的主要方法。
11. 了解配水管网和供、管水人员的卫生要求。
12. 了解分散式给水的种类和卫生学要求。
13. 了解涉水产品存在的卫生问题。
14. 了解水质处理器的卫生学要求。
15. 了解涉水产品的卫生毒理学评价程序。
16. 掌握集中式给水的卫生调查、监测和监督。
17. 熟悉饮用水应急事件的调查和处理(洪水灾害时期的饮水处理)。

重点与难点

(一) 饮用水与健康

1. 饮用水污染与疾病

(1) 介水传染病:是指通过饮用或接触受病原体污染的水而传播的疾病。

(2) 介水传染病的病原体主要有以下三类:①细菌,如伤寒杆菌、副伤寒杆菌、霍乱弧菌、痢疾杆菌等。②病毒,如甲型肝炎病毒、脊髓灰质炎病毒、柯萨奇病毒和腺病毒等。③原虫,如贾第虫、溶组织阿米巴原虫、血吸虫等。它们主要来自人粪便、生活污水、医院以及畜牧屠宰、皮革和食品工业等废水。

(3) 介水传染病发生的原因:①水源受病原体污染后,未经妥善处理和消毒即供居民饮用。②处理后的饮用水在输配水和贮水过程中重新被病原体污染。

（4）介水传染病的流行特点表现为：①水源被污染后可呈暴发流行,短期内突然出现大量病人,且多数患者发病日期集中在同一潜伏期内。若水源经常受污染,其发病者可终年不断。②病例分布与供水范围一致。大多数患者都有饮用或接触同一水源的历史。③一旦对污染源采取净化和消毒措施后,疾病的流行能迅速得到控制。

2. 饮用水的其他健康问题

（1）饮水氯化消毒副产物与健康危害:氯化消毒是我国沿用多年且仍然普遍采用的自来水消毒技术。近二十年来,人们逐渐发现,在氯化消毒的同时,会生成一系列消毒副产物,其中大部分对人体健康构成潜在的威胁。

氯化副产物系指在氯化消毒过程中所产生的卤化烃类化合物。在氯化消毒水中最常见的氯化副产物是三卤甲烷类（THMs）和卤代乙酸类化合物（HAAS）。它们中很多在动物实验中具有致突变性和/或致癌性,有的还有致畸性和/或神经毒性作用。酸性氯化呋喃酮〔3-氯-4(二氯甲基)-5-羟基-2(5 氢)-呋喃酮,简称 MX〕在水中浓度仅处于 ng/L 水平,但具有很强致突变性。

（2）饮水硬度与健康

1）健康直接影响:①饮用水硬度在国外与心血管疾病的死亡率呈负相关,国内与心血管疾病的死亡率呈正相关。②长期饮用硬度高的水可引起泌尿系统结石。③长期饮用硬度高的水使胃肠功能紊乱、腹泻等。④刺激皮肤、堵塞毛孔等。

2）对健康间接影响:①泡茶无味;②衣物不易洗净;③堵塞工业锅炉和水暖设备的管道,甚至引起锅炉爆炸事故。

（3）藻类及其代谢产物与健康危害:藻类是典型的氯化消毒副产物前驱物质,在自来水消毒过程中可与氯作用生成三氯甲烷等多种有害产物、增加水的致突变活性。一些藻类在代谢过程中产生藻毒素,其中的微囊藻毒素可导致肝癌发生。

（4）高层建筑二次供水污染与健康问题:高层建筑二次供水有称加压供水。二次供水水质污染对健康的影响,取决于污染的来源及污染物的性质。生物性污染通常引起介水肠道传染病如腹泻,痢疾。而水箱材质不佳如 Pb、As、Cd、Fe 等含量过多,往往可导致慢性危害。主要采取以下措施防止水污染的发生:①加强对二次供水设施的设计施工及所用材料加强审查;②加强经常性卫生管理和监督。

（二）生活饮用水标准

1. 卫生学意义　生活饮用水水质标准是保证饮用水安全的一项重要的标准,是卫生部门开展饮水卫生工作,评价饮用水水质的依据。为居民提供符合卫生要求的饮用水,保障人民的身体健康而制定的。又是卫生法律、法规、卫生监督的主要依据。

2. 标准制定原则

（1）制定原则

1）流行病学安全——细菌学指标符合标准要求防止介水传染病的流行。

2）所含化学物质对人体健康无害——不能引起急慢性中毒,不能产生远期危害,不能影响子孙后代的健康。

3）保证水的感官性状良好—人们乐于饮用,不影响人们生活。

4) 在经济上可行：选择指标，确定标准限量时，要经济、技术合理。

3. 我国生活饮用水水质标准及其指定依据 2001 年我国颁布的新的《生活饮用水卫生规范》中，生活饮用水水质指标从原来的 35 项增加到 96 项。根据各指标的卫生学意义，将 96 项饮用水水质指标分为常规检测项目 34 项和非常规检测项目 62 项。规检测项目分为四组，即感官性状指标、毒理学指标、细菌学指标及放射性指标。

（三）水源选择原则和卫生防护

1. 水源选择的原则 ①水量充足；②水质良好；③便于防护；④技术经济上合理。

2. 水源卫生防护

（1）采用地表水水源作饮用水应设置卫生防护带：具体要求在取水点周围半径不小于是 100m 设有明显标志的水域内，不得从事一切可能污染水源的活动。

取水点上游 1000m 至下游 100m 的水域，不得排入工业废水和生活污水，其沿岸不准堆放污染水源的废渣、垃圾、有毒物品等；进水口应高于河床约 1m，低于水面约 1.5m。

（2）采用地下水水源作饮用水时规定：工业废水和生活污水严禁排入渗坑或渗井；人工汇灌水质应符合生活饮用水水质要求。

3. 水质处理 常规的给水净化工艺包括混凝沉淀（或澄清）、过滤和消毒。

（1）混凝沉淀：在天然水中加入混凝剂，使水中的悬浮颗粒和胶体物质互相黏附聚合成较大颗粒，然后从水中沉降下来，此过程称为混凝沉淀。

混凝原理有以下三点：①压缩双电层作用；②电中和作用；③吸附架桥作用。

（2）过滤：是指浑水通过滤料层（砂、砾石等组成）水中悬浮颗粒和微生物等杂质被截留在过滤层上或滤层中，而达到净化的过程；水经过滤后，残留的细菌、病毒失去悬浮物质的保护作用（呈裸露状），为下一步滤后消毒创造条件。

（3）消毒：氯化消毒。

1）有效氯：含氯化合物中具有杀菌能力的有效成分称为有效氯；含氯化合物中分子团中氯的价数大于 -1 者均为有效氯。漂白粉含有效氯约 25% ~ 30%，漂白粉精含有效氯 60% ~ 70%。

2）氯化消毒原理：含氯制剂加入水中后，很快水解生成次氯酸：$Cl_2 + H_2O \longrightarrow HOCl + H^+ + Cl^-$。次氯酸体积小，为中性分子，具有较强渗入细胞壁的能力；同时又是强氧化剂，能损害细胞膜使其通透性增加，导致细胞内蛋白质、RNA、DNA 等内容物漏出，并能影响和干扰多种酶系，特别是能氧化磷酸葡萄糖脱氢酶中的巯基，使糖代谢受阻，最终导致细菌死亡。

实际上，当水中有氨时，与 HOCL 产生以下反应：

$$NH_3 + HOCL \longrightarrow NH_2Cl + H_2O$$
$$NH_2Cl + HOCl \longrightarrow NHCl_2 + H_2O$$
$$NHCl_2 + HOCl \longrightarrow NCl_3 + H_2O$$

以上反应是可逆的，因而一氯胺和二氯胺的杀菌原理仍是 HOCl 的作用，只是在次氯酸被消耗后，反应才向左进行；氯胺本身也有杀菌作用，但需较高的浓度和比较长的接触时间。

3）影响氯化消毒的因素：①加氯量和接触时间：加氯量即为加入水中的总氯量。它除了满足需氯量外，尚应有一定的剩余氯量，即加氯量 = 需氯量 + 需氯量。②水的 pH。③水温。④水的浑浊度。⑤水中微生物的种类和数量。

4）氯消毒方法：①普通氯化消毒；②氯胺消毒法；③折点消毒法；④过量氯消毒法。

（四）饮用水卫生的调查、监测和监督

1. 集中式给水的卫生调查、监测和监督

（1）水源卫生调查。

（2）水厂调查。

（3）水质监测：卫生部门根据需要应对集中式给水单位以及自备给水单位的供水系统的水质进行定期抽查，并负责水质分析的质量控制。

2. 农村给水的卫生调查、监测和监督　农村改水主要是改善饮用水水质和供水方式，即发展集中式供水。

（1）水源调查：对水源进行卫生调查，并提出相应的水源防护措施。

（2）水质监测。

（3）水性疾病的监测：主要是收集和汇总本年度疫情资料；调查和核实由饮水所引起的暴发性传染病的次数、时间、患病人数以及造成的损失等。

水性地方病的监测是收集和汇总当地地方病资料中记录的地方性氟病（或碘缺乏病或砷中毒）的病史、病情、饮用水质以及改水后的病情变化。

3. 应急事件的调查和处理　当突发性事故污染水源时，事故责任者应立即采取措施消除污染，并报请当地供水、卫生监督、环境保护等单位及其主管部门，从速调查和处理。

（1）调查内容：

1）调查事故发生的基本情况。

2）调查污染物。

3）对污染水体和清洁水进行监测。

（2）处理原则：

1）加强水源防护，重点保护已有的集中式给水水源。

2）运送安全卫生饮用水或接引自来水。

3）强化饮水净化消毒。

4）采用可移动的水质净化设施，建立临时小型水厂。

5）加强水质监测及对净水消毒剂、设备等的检定和管理工作。

强 化 训 练

A 型题

1. 哪项不是介水传染病的病原体是（　　　）

A. 痢疾杆菌　　　　　B. 寄生虫　　　　　C. 甲肝病毒

D. 贾第虫　　　　　E. 血吸虫

2. 下列哪种疾病属介水传染病(　　)

    A. 克汀病   B. 水俣病   C. 甲型肝炎

    D. 氟斑牙   E. 地方性甲状腺肿

3. 下列哪项不是介水传染病的流行特点(　　)

    A. 一次污染   B. 病例集中在最短潜伏期以前

    C. 病例分布与供水范围一致   D. 病例集中在最短潜伏期以后

    E. 污染源控制后流行很快得到控制

4. 生成氯化副产物的前体物质主要为(　　)

    A. 苯   B. 醇类   C. 醛类

    D. 腐殖酸   E. 以上都不是

5. 我国《生活饮用水卫生规范》(2001)中规定,细菌群应为(　　)

    A. <1000 个/ml   B. <100 个/ml   C. <10 个/ml

    D. <3 个/L   E. 不得检出/100ml

6. 我国《生活饮用水卫生规范》(2001)中规定总大肠菌数为(　　)

    A. <3 个/100ml   B. <100 个/100ml   C. 0 个/L

    D. 0 个/100ml   E. <1000 个/ml

7. 河水取水点的卫生防护带是(　　)

    A. 上游 100m 至下游 50m   B. 上游 1000m 至下游 100m

    C. 上游 1000m 至下游 1000m   D. 上游 50m 至下游 100m

    E. 上游 100m 至下游 1000m

8. 下列指标哪项均属于我国《生活饮用水卫生标准》中的毒理学指标(　　)

    A. 氟化物、汞、镉、铬等   B. 氟化物、汞、锰、铬等   C. 氟化物、汞、铝、铬等

    D. 氟化物、汞、镉、锰等   E. 氟化物、汞、镉、铝等

9. 水源选择的原则是(　　)

    A. 水量充足   B. 水质良好   C. 便于防护

    D. 技术经济合理   E. 以上都是

10. 地面水的常规处理程序是(　　)

    A. 混凝沉淀—过滤—消毒   B. 过滤—消毒—混凝沉淀 C. 混凝沉淀—消毒—过滤

    D. 消毒—过滤—混凝沉淀   E. 过滤—混凝沉淀—消毒

11. 影响混凝效果的因素主要有以下几个方面,除外(　　)

    A. 水中颗粒物的性质和含量

    B. 水中荷电的溶解性有机物和离子的成分及其含量

    C. 水温和水的 pH

    D. 混凝剂的品种、质量和用量,投加法、搅拌强度和反应时间

    E. 水中微生物的种类和数量

12. 影响过滤效果的主要因素是(　　)

    A. 滤速、进水水质、滤池类型、滤层厚度和粒径

    B. 滤速、进水水量、滤池类型、滤层厚度和粒径

  C. 滤速、进水水质、滤池类型、滤层厚度和粒径

  D. 滤池、进水水量、滤池大小、滤层厚度和粒径

  E. 滤速、进水水质、滤池大小、滤层厚度和粒径

13. 饮用水净化的主要目的是(　　)

  A. 改善水温   B. 除去有毒物质   C. 改善水质浑浊度

  D. 杀灭病原菌   E. 调节水的 pH

14. 有效氯指的是(　　)

  A. 含氯化合物中,氯价数>-1 者

  B. 含氯化合物中,氯价数>0 者

  C. 含氯化合物中,氯价数<-1 者

  D. 含氯化合物中,氯价数=-1 者

  E. 含氯化合物中,氯价数=0 者

15. 饮用水消毒的主要目的是(　　)

  A. 保持水中的余氯   B. 改善水物理性状   C. 消灭大肠杆菌

  D. 杀灭病原菌预防介水传染病 E. 消灭虫卵,预防血吸虫病

16. 饮水氯消毒时,水中细菌、有机物和还原性无机物所消耗的氯称(　　)

  A. 加氯量   B. 有效量   C. 需氯量

  D. 余氯量   E. 以上都不是

17. 管网末梢水中把(　　)作为预示有无再次污染的信号

  A. 游离性余氯   B. 化合性余氯   C. 总大肠菌

  D. 粪大肠菌群   E. 细菌总数

18. 评价氯化消毒的简便指标是(　　)

  A. 加氯量   B. 需氯量   C. 余氯量

  D. 细菌总数   E. 大肠菌群

19. 影响氯化消毒的因素有以下几个方面,除了(　　)

  A. 加氯量和接触时间 B. 水的 pH   C. 水的浑浊度

  D. 水中微生物的种类和数量 E. 水的总硬度

20. 当水源受有机物和细菌严重污染时,应选用那种消毒法(　　)

  A. 普通氯化消毒法   B. 氯胺消毒法   C. 折点氯消毒法

  D. 过量氯消毒法   E. 有效氯消毒法

21. 水质监测其采样点应设置在(　　)

  A. 水源取水口   B. 出厂水口和管网末梢 C. 居民经常用水点处

  D. 出厂水口   E. 水源取水口、出厂水口和居民经常用水点

B 型题

  A. 污染机会少,自净作用差 B. 污染机会少,自净作用强

  C. 污染机会多,自净作用差 D. 污染机会多,自净作用强

  E. 污染机会无,自净作用无

1. 地面水(　　　)

2. 深层地下水(　　　)

　　　A. 不产生三氯甲烷　　　　　B. 在水中稳定　　　　C. 成本高
　　　D. 有持续杀菌作用　　　　　E. 处理后的水无色无味

3. 臭氧对水进行消毒的优点是(　　　)

4. 紫外线对水进行消毒的优点是(　　　)

　　　A. 筛除作用和吸附架桥作用
　　　B. 筛除作用和接触凝聚作用
　　　C. 压缩双电层作用、接触凝聚作用和吸附架桥作用
　　　D. 压缩双电层作用、电中和作用和吸附架桥作用
　　　E. 压缩双电层作用、电中和作用、吸附架桥作用和筛除作用

5.水质处理中,混凝沉淀的原理是(　　　)

6.水质处理中,过滤的原理是(　　　)

第六章 土壤卫生

学习要求

1. 了解土壤的卫生学意义。
2. 熟悉土壤的特征。
3. 熟悉土壤的污染和自净。
4. 了解土壤污染物的转归。
5. 掌握土壤重金属和生物性污染对健康的危害。
6. 熟悉农药污染对健康的危害。
7. 了解土壤卫生标准和固体废物控制标准。
8. 熟悉粪便和垃圾的无害化处理。
9. 了解土壤卫生监督与监测。

重点与难点

(一) 土壤的卫生学意义及特征

土壤有固相、液相、气相组成,固相包括土壤颗粒、土壤有机质和土壤微生物,液相即为土壤水分,气相指土壤空气。

1. 土壤的物理学特征 土壤颗粒的大小和排列状态决定着土壤的孔隙率、透气性、渗水性、容水性和土壤的毛细管现象等许多物理特性,影响土壤的卫生状态。土壤空气成分的变化受土壤污染程度、土壤生物化学作用和与大气交换的影响而变化。

2. 土壤的化学特征 土壤的化学组成与地壳各部分的成土母岩成分有密切关系。以沉积岩为主形成的土壤中含有人类生命必需元素;而以火成岩为主形成的土壤则往往缺少某些必需的微量元素,以致对健康产生不利影响。人体内的化学元素和土壤中化学元素之间保持着动态的平衡关系。常量元素在一般情况下不会缺乏,而土壤中微量元素的分布却存在着地区间的差异。当地球化学元素的变化超出人体的调节适应范围,就会不利于健康,甚至引起生物地球化学性疾病。除地方性甲状腺肿和地方性氟病两个典型生物地球化学性疾病外,我国学者还发现,克山病和大骨节病与当地水土低硒的背景值有密切关系。

(1) 本底值(土壤中元素的背景值):指该地区未受污染的天然土壤中各种元素的含量。

(2) 土壤的环境容量:指一定环境单元,一定时间内,在不超过土壤卫生标准的前提下土壤对该污染物能容纳的最大负荷量。土壤的环境容量是制定卫生标准和防护措施的重要依据。

（3）土壤中腐殖质含量越高,卫生上越安全。土壤的化学特性包括土壤的吸附性、酸碱性和氧化还原性。

3. 土壤的生物学特征　天然土壤中生存着大量微生物,主要有细菌、真菌、放线菌、原生动物和藻类等。土壤是一些蠕虫卵和幼虫生长发育过程所必需的一个环境,因此,土壤受生活污水和粪便等污染在寄生虫的流行病学上有特殊的意义。

（二）土壤的污染与自净

1. 土壤污染　在人类生产和生活活动中排出的有害物质进入土壤中,影响农作物的生长发育,直接或间接地危害人畜健康的现象,称为土壤污染。

（1）土壤污染的主要来源

1）生活污染:包括人畜粪便、生活垃圾和生活污水等。

2）工业和交通污染:主要是工业废水、废气、废渣以及机动车废气污染。

3）农业污染:主要是农药和化肥污染。

（2）土壤污染物种类繁多,主要有三大类。

1）化学污染物（主要是一些重金属和农药）:主要来自工业废水、废气、废渣和农业污染。

2）生物性污染物（如病原体等）:主要来自粪便、垃圾和污水。

3）放射性污染物:来自核试验、核电站和科研机构排出的废水、废气和废渣。

（4）土壤污染物污染土壤的方式:有3种。

1）气型污染:是由大气中污染物沉降至地面而污染土壤。

2）水型污染:主要是工业废水和生活污水通过污水灌田而污染土壤。

3）固体废弃物型污染:是工业废渣、生活垃圾粪便、农药和化肥等对土壤的污染。

2. 土壤污染的自净　土壤污染自净是指受污染的土壤通过物理、化学和生物学的作用,使病原体死灭,各种有害物质转化到无害的程度,土壤可逐渐恢复到污染前的状态。

（1）病原体的死灭:病原微生物进入土壤后,受日光的照射,土壤中不适宜病原微生物生活的环境条件,微生物间的拮抗作用,噬菌体作用,以及植物根系分泌的杀菌素等许多不利因素的作用下而死亡。

（2）有机物的净化:土壤中的有机污染物在微生物的作用下,便有机物逐步无机化或腐殖质化。

1）有机物的无机化:含氮有机物在土壤微生物的作用下,分解成氨或氨盐,称为氨化阶段。在充足氧气和亚硝酸菌的作用下,氨被氧化成亚硝酸盐,进一步在硝酸菌的作用下氧化成硝酸盐,称为硝化阶段。含碳有机物在氧气充足的条件下最终形成二氧化碳和水,在厌氧条件下则产生甲烷。含硫和磷约有机物,在氧气充足的条件下最终分别形成硫酸盐或磷酸盐。在厌氧条件下则产生硫醇、硫化氢或磷化氢等恶臭物质,和含氮、碳有机物产生的氨,甲烷等一起以恶臭污染环境。

2）有机物的腐殖质化:腐殖质有机物在土壤微生物的作用下分解成为简单的化合物的同时,又重新合成复杂的高分子化合物,称为腐殖质。腐殖质的成分很复杂,其中含有木素、蛋白质、碳水化合物、脂肪和腐殖酸等。

腐殖质化的卫生学意义:腐殖质的化学性质稳定,病原体已经死灭,不招引苍蝇,没有不良气味,质地疏松,在卫生上是安全的,又是农业上一种良好的肥料。

(三)土壤污染对健康的影响

1. 重金属污染的危害

(1)镉污染与痛痛病:痛痛病最早发生在日本富山县神通川流域,由于含镉废水污染农田而引起的公害病。患者全身疼痛,终日喊疼不止,故名痛痛病(亦称骨痛病)。

1)病因:主要是含镉废水排入农田污染了稻米,居民长期食用含镉很高的稻米(称镉米)而发病。

2)主要临床表现:早期腰背疼,膝关节疼,以后遍及全身的刺痛,四肢弯曲变形,脊柱受压缩短变形,骨软化和骨质疏松,行动困难,被迫长期卧床。患者尿镉含量高、尿糖增高,尿中低分子蛋白增多,尿酶有改变。本病无特效疗法,死亡率很高。

3)预防措施:除保证土壤中镉含量不超过 1.0mg/kg 外,世界卫生组织(WHO)还建议成人每周摄入的镉不应超过 400~500µg。

(2)土壤铊污染与慢性铊中毒:土壤铊污染通过冶炼和工业生产的废水、废气、废渣污染土壤而引起居民中毒。铊中毒的主要症状是头痛、头晕、失眠、多梦、记忆力减退、四肢无力、周围神经炎以及脱发(可出现斑秃或全秃)等。

2. 农药污染的危害 即使土壤中农药的残留浓度一般是很低的,但通过食物链和生物浓缩可使生物体内浓度提高至几千倍,甚至几万倍。而且农药污染后,主要通过饮食进入机体,产生间接和慢性危害。农药主要引起下列几点慢性危害:

(1)对酶系统的影响。

(2)对免疫功能的影响。

(3)对内分泌系统和生殖效应的影响。

(4)致突变、致癌和致畸作用。

3. 生物性污染的危害 土壤的生物性污染仍然是当前土壤污染的重要危害,影响面广。

(1)引起肠道传染病和寄生虫病:人体排出的含有病原体的粪便污染土壤,人生吃在这种土壤中种植的蔬菜瓜果等而感染得病(人—土壤—人)。

(2)引起钩端螺旋体病和炭疽病:含有病原体的动物粪便污染土壤后,病原体通过皮肤或黏膜进入人体而得病(动物—土壤—人)。

(3)引起破伤风和肉毒中毒:天然土壤中常含有破伤风杆菌和肉毒杆菌,人接触土壤而感染(土壤—人)。

(四)土壤卫生防护与卫生监督监测

1. 土壤卫生防护 为了防止土壤污染,必须对固体废物(solid waste)进行处理和利用。欧美国家按其来源分为工业固体废物、矿业固体废物、农业固体废物、城市固体废物和放射性固体废物等五类。我国从固体废物管理需要出发将其分为工矿业固体废物、城市固体废物和放射性固体废物。实施:无害化、减量化、资源化的技术政策。从固体废物中回收有用的物质和能量。

2. 粪便无害化处理和利用

（1）粪便无害化处理是控制肠道传染病,增加农业肥料和改良土壤的重要措施。

（2）收集处理粪便分流出和运出两个系统:①流出系统是指粪便经水冲式厕所通过城市污水管道流入城市污水系统并处理。②运出系统是指无城市污水管道地区,用运输工具运出后处理。

1）厕所:厕所是收集和贮存粪便的场所,必须符合以下卫生要求:①位置适当:坑式厕所应选土质干燥,坑底应距地下水位 2m 以上,距分散式供水水源、饮食行业和托幼机构30m 以外的地方。②粪池要高出地面,防雨雪水流入,应防渗滑,不污染地下水。③有防蝇、防蛆、防鼠、防臭、防溢的设施。④采光、照明、通风良好,使用方便,便于保洁。

2）粪便的运出应满足下列卫生要求:

a.保证及时运出,以防污染环境。

b.运输工具必须严密不漏,在装运过程中不污染地面、水源和大气。

c.掏运尽可能机械化、密闭化,合理安排运出路线和掏运时间,减少污染。

d.加强清洁工人的个人防护。

3）粪便的无害化处理和利用:粪便无害化处理方法很多,适合我国情况的主要有:①粪尿混合密封发酵法;②堆肥法;③沼气发酵法等。

3. 垃圾无害化处理和利用

（1）城市垃圾的处理方法:①垃圾的压缩、粉碎和分选。②垃圾的卫生填埋。③垃圾的焚烧。④"白色污染"的防治。

（2）城市垃圾的回收利用。

强 化 训 练

A 型题

1. 下列叙述中哪项是错误的(   )

   A. 土壤颗粒越小容水性越大   B. 土壤颗粒越大渗水性越强

   C. 土壤颗粒越小毛细管作用越差   D. 土壤容水性越大透气性越差

   E. 土壤颗粒越小毛细管作用越强

2. 土壤 Cd 的自然本底是 0.06mg/kg,Cd 的土壤最高容许浓度值为 1.0mg/kg,则土壤对 Cd 的环境容量是(   )

   A. 1.0mg/kg   B. 1.4mg/kg   C. 0.94mg/kg

   D. 0.04mg/kg   E. 0.4mg/kg

3. 土壤的工业污染主要是(   )

   A. 人畜粪便   B. 生活垃圾   C. 汽车尾气

   D. 农药化肥   E. 废水、废气、废渣

4. 哪项是土壤的生物净化作用(   )

   A. 凝聚沉淀作用   B. 络合螯合反应   C. 氧化还原反应

D. 有机物无机化   E. 土壤固相表面吸附

5. 一般来说,重金属在哪种土壤中容易迁移( )
     A. 腐殖质   B. 颗粒小的土壤   C. pH 低的土壤
     D. 呈还原状态的土壤   E. 以上都不是

6. 以下哪个是土壤中有机污染物在有氧条件下无机化的最终产物( )
     A. 氨   B. 吲哚   C. 二氧化碳
     D. 硫化氢   E. 甲烷

7. 关于腐殖质,哪项是错误的( )
     A. 含氮量很高的无机化合物 B. 化学性质稳定   C. 可在人工条件下形成
     D. 没有不良臭味   E. 不含病原菌

8. 与痛痛病发生有关的污染物是( )
     A. 铅   B. 镉   C. 铬
     D. 砷   E. 汞

9. 慢性镉中毒主要影响( )
     A. 心脏   B. 大脑   C. 肾脏
     D. 肝脏   E. 牙齿

10. 一般来说,镉污染土壤的最主要方式是( )
     A. 通过污水灌溉   B. 经大气沉降   C. 化肥农药的使用
     D. 工业废渣   E. 以上都不是

11. 慢性镉中毒患者一般最早出现的症状是( )
     A. 骨质疏松   B. 低分子蛋白尿   C. 骨质软化
     D. 全身疼痛   E. 疲劳

12. 以下是痛痛病患者的典型症状,除了( )
     A. 骨质疏松   B. 尿中低分子蛋白增多   C. 周围神经炎
     D. 多发性骨折   E. 四肢变形

13. 关于痛痛病,哪项是错误的( )
     A. 有含镉废水污染农田   B. 发病的潜伏期长
     C. 患者多为育龄妇女   D. 多在营养不良的条件下发病
     E. 多因镉引起的肾功能衰竭死亡

14. 下列哪种疾病不是"人—土壤—人"方式传播( )
     A. 伤寒   B. 痢疾   C. 肠炎
     D. 钩端螺旋体病   E. 霍乱

15. 肠道寄生虫病传播途径是( )
     A. 土壤—动物—人   B. 动物—土壤—人   C. 土壤—人
     D. 人—土壤—人   E. 以上都不是

16. 天然土壤中常存在的致病微生物是( )
     A. 伤寒杆菌   B. 痢疾杆菌   C. 肉毒杆菌
     D. 炭疽杆菌   E. 钩端螺旋体

17. 以下是影响土壤中化学物质迁移转化的因素,除了(　　)
    A. 土壤中腐殖质的含量　　　B. 土壤颗粒的大小　　　　　C. 土壤的 pH
    D. 土壤的氧化还原状态　　　E. 土壤中无机物的含量

18. 高温堆肥的卫生标准中,就以下几项提出了要求,除了(　　)
    A. 堆温　　　　　　　　　B. 粪大肠菌值　　　　　　　C. 蛔虫死亡率
    D. 苍蝇　　　　　　　　　E. 腐殖质含量

19. 关于污水灌田的卫生要求,哪项是错误的(　　)
    A. 处理后的污水须达到《地面水卫生标准》的要求
    B. 灌田区应在居住区的下风向,距其 500m 以上
    C. 灌田区应距水源地 200m 以上
    D. 禁止在集中式给水水源上游 1000m 至下游 100m 内的沿岸农田用污水灌田
    E. 尽量减少污水与蔬菜和农作物接触

20. 我国对粪便垃圾的下列无害化处理方法提出了卫生要求,除了(　　)
    A. 高温堆肥　　　　　　　B. 低温厌氧堆肥　　　　　　C. 沼气发酵
    D. 垃圾填埋　　　　　　　E. 垃圾焚烧

第七章 生物地球化学性疾病

学习要求

1. 掌握生物地球化学性疾病概念。
2. 熟悉生物地球化学性疾病的流行特征及影响流行的因素。
3. 掌握碘缺乏病的流行特征及影响流行的因素。
4. 了解地方性甲状腺肿和地方性克汀病的发病机制。
5. 地方性甲状腺肿和地方性克汀病的主要临床表现和诊断标准。
6. 掌握碘缺乏病的预防措施。
7. 了解碘缺乏病治疗原则。
8. 熟悉地方性氟中毒的流行病学特征。
9. 熟悉发病机制。
10. 掌握地方性氟中毒的主要的病因、临床表现、诊断标准、预防措施。
11. 了解地方性氟中毒治疗原则。
12. 掌握地方性砷中毒的病因、临床表现、预防措施。
13. 了解地方性砷中毒治疗原则。
14. 了解地方性硒中毒、克山病、大骨节病的病因、流行特点和主要临床表现。

重点与难点

(一) 概述

1. 生物地球化学性疾病(biogeochemical disease) 是指由于地壳中元素的分布不均衡,使某些地区个别微量元素过多或缺乏,超出机体的适应范围,导致动植物和人群发生特有的地区性疾病。

2. 生物地球化学性疾病的流行特征 ①有明显的地区性;②与环境中元素水平相关。

3. 影响生物地球化学性疾病流行的因素 ①营养条件;②生活习惯;③多种元素的联合作用。

(二) 碘缺乏病

1. 碘缺乏病 指胚胎发育到成人期由于摄入碘不足所引起的一系列病症。它包括地方性甲状腺肿、地方性克汀病、地方性亚临床克汀病、流产、早产、死胎等。

碘是人体必需微量元素，是合成甲状腺素的重要元素，成人每人每日需碘量为 100～150μg，WHO 推荐为 140μg。

2. 流行病学特征

（1）碘缺乏病的分布：一般以山区患病率高于平原，内陆高于沿海，农村高于城市。

（2）年龄、性别与发病的关系：甲状腺肿大在儿童时期开始出现，青春发育期发病率急剧增高，

（3）水碘与发病关系：水碘在 5μg/L 以下时，随着碘含量的减低，患病率急剧增高；水碘在 5～40μg/L 时，随水碘增加，患病率缓慢下降；水碘为 40～90μg/L 时，患病率降至最低值，并保持平稳；水碘高于 90μg/L，患病率再度回升。

3. 临床表现

（1）甲状腺肿按肿大性质可分弥漫型、结节型、混合型。

（2）克汀病

1）神经型：常有智力低下、聋哑、下肢痉挛、瘫痪和僵直，出现特征性步态。

2）黏液水肿型：具有甲状腺功能低下的全部特点——皮肤干燥与肿胀，声音嘶哑。

3）表情淡漠、智力缺陷：概括为呆、小、聋、哑、瘫五字。

4. 诊断标准

（1）地方性甲状腺肿诊断标准：①居住在地方性甲状腺肿病区；②经触诊或 B 超检查甲状腺肿大；③排除甲状腺功能亢进、甲状腺炎、甲状腺癌等其他甲状腺疾病；④尿碘低于 50μg/g 肌酐，甲状腺吸^{131}碘率呈"饥饿曲线"可作为参考指标。

（2）地方性克汀病诊断标准

1）必备条件：①出生、居住在碘缺乏地区；②精神发育不全，主要表现为不同程度的智力障碍。

2）辅助条件：①神经系统症状，不同程度的听力障碍；不同程度的语言障碍；不同程度的运动神经障碍。②甲状腺功能低下症状，不同程度的身体发育障碍；不同程度的克汀病形象；不同程度的甲状腺功能低下表现。

5. 预防措施

（1）供给含碘食盐：即食盐中加碘化钾或碘酸盐，碘化钾含量以 1/5 万～1/2 万为宜或稍高一些。

（2）口服或肌注碘油：在重度缺碘区、克汀病流行区或不易供应碘盐的偏远和交通不便的山区，可采用口服或肌注碘油。

（3）其他方法：口服碘化钾或多食富含碘的食物、服用甲状腺制剂等。

（三）地方性氟中毒（endemic fluorosis）

1. 地方性氟中毒　由于长期摄入的氟量超过人体正常需要的水平，而引起的以氟斑牙和氟骨症为主要症状的全身性疾病。

2. 流行病学特征

（1）病区类型：根据大量的流行病学调查资料表明，我国地方性氟病病区主要分为三种类型：①饮水型病区；②生活燃煤污染型病区；③饮食型。

（2）人群分布

1）年龄分布：氟斑牙一般乳齿患病较少，恒齿多见，以 8~15 岁发病率最高；氟骨症一般都在 15 岁以后发病，患病率和病情均随年龄增加而升高和加重。

2）性别分布：氟病的发生，与性别无关。但有些病区，女性患者的病情较重，可能与妇女生育、授乳等有关。

（3）病区的确定：①在地理环境中，人均日摄入量>3.5mg；②居民尿氟浓度>1.5mg/L；③其他生物制品氟含量>非病区；④当地 8~15 岁儿童恒牙氟斑牙检出率>30%或氟斑牙指数>0.4，并检出氟骨症患者。

3. 发病机制

（1）对钙磷代谢影响：过量的氟与钙结合成难溶的氟化钙，大量氟化钙沉积在骨组织中，使骨质硬化，密度增加，少量沉积在骨周软组织中，使韧带肌腱等钙化。血钙的减少，反馈地引起甲状旁腺功能增强，分泌增多，加速破骨细胞对钙的吸收，并抑制肾小管对磷的全吸收，使磷大量排出。

（2）对骨骼的影响

1）氟化钙大量沉积，可使骨质硬化，密度增加，骨皮质增厚，髓腔变小；而破骨细胞可使骨钙吸收又可使骨质脱钙疏松。因而在临床上出现硬化型、疏松型和混合型三种表现。

2）氟取代骨盐羟基磷灰石中羟基，使之变成氟磷灰石，从而破坏正常骨质晶体结构；另外成骨细胞和破骨细胞活动，又促进新骨形成，骨内膜增生，因而造成骨皮质增厚、表面粗糙、外生骨疣等病变。

3）氟能抑制骨磷酸化酶的作用，从而影响骨组织对钙盐的吸收和利用。

（3）对牙齿的影响：主要发生在牙胚发育阶段，氟可使釉细胞中毒变性，影响釉质正常发育，可使牙本质钙化不全，牙齿变脆，因而在出牙后，牙面呈现混浊无光泽的白垩样斑点。同时因钙化不全的釉质疏松多孔，吸附色素并使色素沉着。

（4）抑制某些酶的活性：氟能抑制三羧酸循环酶引起代谢障碍、骨营养不良；又如氟能抑制骨磷酸化酶的作用，从而影响骨组织对钙盐的吸收和利用。

（5）氟的其他毒作用：氟中毒是全身性疾病，除了累及牙齿和骨组织之外，对非骨相组织和器官亦能产生损害。

4. 临床表现

（1）氟斑牙（dental fluorosis）：①白垩型：牙齿光泽消失，呈粉笔状；②着色型：微黄，黄褐色；③缺损型：牙釉质损坏，点状或片状脱落，影响牙齿整体外形。

（2）氟骨症（skeletal fluorosis）：主要症状是腰背和四肢大关节持续性疼痛，且多为酸痛。一此外，肢体皮肤可有蚁走感、紧束感、知觉减退和四肢发麻。主要体征是脊柱和四肢大关节活动受限，肢体变形。

5. 预防措施　控制地方性氟中毒的关键在于预防，根本措施是控制氟的来源，减少氟的摄入量。对不同类型的疾病，应采取有针对性的措施。

（1）饮水型：改用低氟水源；饮水降氟。

（2）燃煤型：改良炉灶、加强通风、增设排烟措施。

(四) 地方性砷中毒

1. 地方性砷中毒　是长期饮用含砷量过高的天然水而引起的一种地方病。

2. 发病机制

(1) 抑制酶活性：As^{3+}能与蛋白分子上的巯基结合，形成稳定络合物，从而使多种酶的活性受到限制，而影响细胞的正常代谢，导致细胞死亡。

(2) 对血管、神经影响：砷是一种毛细血管毒物，也是一种神经毒物，可作用于自主神经系统和毛细血管壁，引起血管壁通透性增高，毛细血管麻痹，致使组织细胞营养缺乏，血管神经功能紊乱而造成损伤。

近年来报道，砷还具有诱发脂质过氧化、导致细胞凋亡、致突变、致畸和潜在致癌作用。

3. 临床表现　本病以慢性中毒较多见，主要表现为皮肤色素异常，多见于躯干，其次为四肢，极少累及脸面，手掌和脚趾皮肤高度角化，以及躯干部分形成多种角化斑。严重时可发展为皮肤癌；末梢神经炎；四肢血管神经功能紊乱，可导致微循环障碍，严重者肢体血管狭窄，甚至发展到肢体末端皮肤变黑、坏死。此外，砷还可能对肝脏、肾脏、血液系统、雄性生殖系统、心血管系统等造成损害。

4. 地方性预防措施　①另选水源；②饮水除砷。

强 化 训 练

A 型题

1. 下列哪种疾病不属于生物地球化学性疾病（　　　）
   A. 克山病　　　　　　　　　　B. 氟斑牙　　　　　　　　　　C. 黑脚病
   D. 水俣病　　　　　　　　　　E. 克汀病

2. 碘缺乏病可对人体产生多种危害，除了（　　　）
   A. 早产、死胎　　　　　　　　B. 单纯性聋哑　　　　　　　　C. 视野缩小
   D. 新生儿甲状腺功能低下　　　E. 亚克汀病

3. 地方性甲状腺肿的好发年龄是（　　　）
   A. 0~11 岁　　　　　　　　　 B. 12~18 岁　　　　　　　　 C. 20~40 岁
   D. 40~50 岁　　　　　　　　　E. 发病与年龄无关

4. 地方性甲状腺肿的流行特征是（　　　）
   A. 内陆低于沿海　　　　　　　B. 青春期发病率低
   C. 50 岁以后发病率迅速下降　 D. 性别差异不大
   E. 水碘在 75mg/L 时患病率最低

5. 地方性克汀病黏液水肿型的特点是（　　　）
   A. 精神缺陷　　　　　　　　　B. 聋哑　　　　　　　　　　　C. 神经运动障碍
   D. 生长迟滞和侏儒　　　　　　E. 无甲状腺功能低下

6. 预防碘缺乏病的首选方法是（　　　）
   A. 碘化面包　　　　　　　　　B. 碘油　　　　　　　　　　　C. 食盐加碘
   D. 药物补碘　　　　　　　　　E. 加工富碘海带

7. 下列关于氟中毒的论述那项是错误的(　　)
　　A. 发病与性别无关
　　B. 成人迁入氟病区后一般不患氟斑牙
　　C. 患氟斑牙不一定伴氟骨症
　　D. 氟骨症发病率不随年龄增加而升高
　　E. 迁入重氟病区者氟骨症发病早,且病情重

8. 氟骨症最常见的自觉症状是(　　)
　　A. 疼痛　　　　　　　B. 肢体麻木　　　　　　C. 蚁走感
　　D. 肢体变形　　　　　E. 乏力困倦

9. 一般认为,地方性氟中毒的发病机理与下列哪种因素无关(　　)
　　A. 对骨组织的影响　　B. 对神经系统的影响　　C. 对钙磷代谢的影响
　　D. 对牙齿的影响　　　E. 抑制酶的活性

10. 地方性氟中毒的流行一般与下列哪种因素无关(　　)
　　A. 妇女生育、授乳　　B. 性别　　　　　　　　C. 饮水含氟量
　　D. 年龄　　　　　　　E. 营养不良

11. 地方性氟中毒的预防措施主要是(　　)
　　A. 改水　　　　　　　B. 改水加除氟剂　　　　C. 种植吸氟植物
　　D. 食物除氟　　　　　E. 以上都不是

12. 黑脚病是由于长期饮用了(　　)水
　　A. 含氟量高　　　　　B. 含砷量高　　　　　　C. 含碘量高
　　D. 含汞量高　　　　　E. 含硒量高

13. 地方性砷中毒的早期多表现为(　　)
　　A. 脚趾疼痛　　　　　B. 末梢神经炎症状　　　C. 食欲不振
　　D. 失眠健忘　　　　　E. 皮肤色素异常

14. 在消化道内吸收率较高,吸收速度较快的砷是(　　)
　　A. 5 价砷　　　　　　B. 3 价砷　　　　　　　C. 一甲基胂
　　D. 二甲基胂　　　　　E. 三甲基胂

15. 克山病的病因是(　　)
　　A. 饮水中的碘过低　　B. 饮水中的氟过高　　　C. 饮水中的砷过高
　　D. 饮水中的硒过低　　E. 饮水中的锌过低

16. 下列哪项不是克山病的流行特征(　　)
　　A. 年度多发　　　　　B. 季节多发　　　　　　C. 男性多发
　　D. 家庭多发　　　　　E. 儿童多发

17. 为了预防大骨节病,应增加膳食中哪种谷物的比例(　　)
　　A. 小麦　　　　　　　B. 玉米　　　　　　　　C. 大米
　　D. 高粱　　　　　　　E. 小米

B 型题

　　A. 脑　　　　　　　　B. 肝　　　　　　　　　C. 脾
　　D. 肾　　　　　　　　E. 骨骼

1. 甲基汞在机体主要作用靶器官是( )
2. 吸收入血 5 价砷最易蓄积的组织是( )

    A. 氟斑牙   B. 毛发脱落、指甲脱落   C. 乌脚病

    D. 麻痹性震颤   E. 大骨节病

3. 慢性砷中毒的主要临床表现有( )
4. 慢性地方性硒中毒的特异性表现有( )

    A. 皮肤、毛发、脑、肝组织中
    B. 皮肤、毛发和牙齿组织中
    C. 含有丰富巯基的表皮组织如皮肤、毛发、指甲中。
    D. 骨骼和肾脏中
    E. 骨骼和牙齿组织中

5. 机体摄入过量的氟后,氟主要蓄积在( )
6. 机体摄入过量的砷后,砷主要蓄积在( )

    A. 化学污染物在靶器官中产生的功能改变的逐渐积累的蓄积
    B. 化学污染物在靶组织中产生的功能改变的逐渐积累的蓄积
    C. 化学污染物在靶组织或靶器官上产生的功能改变的逐渐积累
    D. 化学污染物进入体内的剂量
    E. 化学污染物在体内代谢产物的蓄积

7. 哪一项是物质蓄积? ( )
8. 哪一项是功能蓄积? ( )

    A. 皮肤高度角化   B. 骨质硬化或疏松   C. 侏儒

    D. 聋哑   E. 甲状腺肿大

9. 砷中毒可引起( )
10. 氟中毒可引起( )

    A. 慢性镉中毒   B. 慢性铊中毒   C. 慢性铬中毒

    D. 农药中毒   E. 慢性砷中毒

11. 痛痛病( )
12. 斑秃或全秃( )

    A. 斑釉齿   B. 末梢神经炎症状   C. 食欲不振

    D. 失眠健忘   E. 皮肤色素异常

13. 慢性氟中毒的早期多表现为( )
14. 慢性砷中毒的特异性体征( )

第八章 住宅与办公场所卫生

学习要求

1. 熟悉住宅的卫生学意义。住宅的基本卫生要求。
2. 熟悉住宅的平面配置和卫生规模。
3. 掌握住宅朝向、间距、居室容积和居室进深的卫生学要求。
4. 了解室内小气候对健康的影响。
5. 熟悉室内小气候的评价指标。
6. 掌握室内空气污染的来源和特点。
7. 掌握室内空气污染物的危害。
8. 熟悉室内空气清洁度的评价指标及其相应的卫生措施。
9. 了解住宅卫生防护措施。
10. 了解办公场所卫生。

重点与难点

(一) 住宅的卫生学意义和要求

1. 住宅的卫生学意义
(1) 住宅是人们生活、学习、工作的最重要的场所。
(2) 住宅的卫生条件和人类健康息息相关:①良好的住宅环境对健康有利;②不良住宅环境对健康不利;③住宅卫生状况可影响数代人和众多家庭的健康;④住宅环境对健康的影响具有长期性和复杂性。
2. 住宅的卫基本卫生要求 ①小气候适宜;②采光照明良好;③空气清洁卫生;④环境安静整洁;⑤卫生设施齐全。

(二) 住宅设计的卫生要求

1. 住宅的平面配置
(1) 住宅的朝向:是指住宅建筑物主室窗户所面对的方向,它对住宅的日照、采光、通风、小气候和空气清洁程度等都能产生影响。
(2) 住宅的间距。
(3) 住宅内各户之间的关系。

（4）住宅中房间的配置

1）主室：又称居住空间（habitable space）包括起居室（或厅 livingroom）和卧室。

2）辅室：是主室以外的其他房间，包括厨房、卫生间（bathroom，包括便溺；洗浴和洗脸）、贮藏室、过道（前厅），以及室外活动空间等设施。

2. 住宅居室的卫生规模　是指根据卫生要求提出的居室容积、净高、面积和进深等应有的规模。

（1）居室容积：人均居室容积是指每个居住者所占有居室的空间容积。居室容积与居住者的生活方便舒适、室内小气候和空气清洁度有关，是评定住宅卫生状况的重要指标之一。

室内空气中二氧化碳的含量是用作评价空气清洁度的一个重要指标，因此也是作为居室容积是否符合卫生要求的重要指标之一。空气中 CO_2 浓度达到 0.07% 时，敏感的居民已有所感觉。据此，居室中二氧化碳浓度的卫生学要求不应超过 0.07%，即不应超过 $0.7L/m^3$。

（2）居室净高：是指室内地板到天花板之间的高度。

（3）居室面积：又称居住面积。

（4）居室进深：指开窗户的外墙内表面至对面墙壁内表面的距离。它与室内日照、采光和换气有关。

居室进深与地板至窗上缘高度之比称室深系数。室深系数在一侧采光的居室不应超过 2~2.5，在两侧采光的居室不应超过 4~5。

3. 常用指标及其卫生学意义：

（1）窗地面积比值（Ac/Ad）：指直接天然采光口的窗玻璃的面积与室内地面面积之比。

（2）投射角与开角

1）投射角：是指室内工作点与采光口上缘的连线和水平线所成的夹角。投射角不应小于 27°。

2）开角：如果采光口附近有遮光物时，还需规定开角的要求。开角是室内工作点与对侧室外遮光物上端的连线和工作点与采光口上缘连线之间的夹角。开角不应小于 4°。

（3）采光系数：又称自然照度系数，是指室内工作水平面上（或距窗 1m 处）散射光的照度与同时室外空旷无遮光物地方接受整个天空散射光（全阴天，见不到太阳，但不是雾天）的水平面上照度的百分比（%）。一般要求主室内最低值不应低于 1%，楼梯间不应低于 0.5%。

（三）室内空气污染对健康的影响及其卫生要求

1. 室内空气污染的来源和特点

（1）室内空气污染的来源

1）室外来源：这类污染物主要存在于室外或其他室内环境中，一遇到机会，则可以通过门窗、孔隙或其他管道等途径进入室内，具体来源如下：①室外大气。②住宅建筑物材料有的建筑物自身含有某些可逸出和可挥发和有害物质一种是建筑施工中加入了化学物质（如北方冬季施工加入的防冻剂，渗出有毒气体氨）；另一种是由地基地层和建筑物中石材、地砖、瓷砖中的放射性氡及其子体。③人为带入室内。④从邻居家传来。

2）室内来源：①室内燃烧或加热。②室内人的活动。③室内建筑装饰材料：建筑装饰材料是目前造成室内污染的主要来源，如油漆、涂料、胶合板、泡沫填料、塑料贴面等材料中均有甲醛苯、甲苯、乙醇、氯仿等挥发性有机物。④室内生物性污染。⑤家用电器。

(2) 室内空气污染的主要特点：室内空气污染来源多、成分复杂，结合我国目前存在的问题中几个较有特征性、影响较深远的问题列出如下：

1）主要来自室外污染物的特点：这类污染物在室内一般都比室外空气中浓度有较大衰减。

2）室内外存在同类污染物的发生源时的特点：该污染物的浓度往往室内高于室外。

3）吸烟。

4）建筑材料和装饰物品的污染特点。

5）人工空气调节引起的污染特点。

2. 室内空气污染的危害

(1) 常见的化学性污染物

1）二氧化碳：当环境中 CO_2 浓度达到 0.07% 时，敏感者已有感觉；当 CO_2 达 0.1% 时，则有较多人感到不舒服。

2）燃烧产物。

3）烹调油烟：这是食用油在加热烹调时产生的油烟。流行病学调查结果显示油烟是肺鳞癌和肺腺癌的危险因素。

4）烟草燃烧产物：烟草的燃烧产物统称烟草烟气。烟草的成分相当复杂，含有各种物质达数千种之多，其燃烧产物可引起危害

5）甲醛及其他挥发性有机化合物。

a. 甲醛：是一种挥发性有机化合物，甲醛有刺激性，可引起眼红、眼痒、流泪、咽喉干燥发痒、喷嚏、咳嗽、气喘、声音嘶哑、胸闷、皮肤干燥发痒、皮炎等。甲醛还可引起变态反应，主要是过敏性哮喘，大量时可引起过敏性紫癜；长期接触较高浓度的甲醛，能出现神经衰弱症状；有的还可引起肝功能异常，出现中毒性肝炎；肺功能方面也可出现呼气性功能障碍。遗传毒性研究发现甲醛能引起基因突变和染色体损伤。

b. 挥发性有机化合物(volatile organic compounds；VOCs)：目前已鉴定出 500 多种，总称为 VOCs，以 TVOC 表示其总量。目前认为 VOCs 有嗅味，有一定刺激作用；能引起机体免疫水平失调；影响中枢神经系统功能，出现头晕、头痛、嗜睡、无力、胸闷、食欲不振、恶心等，甚至可损伤肝脏和造血系统，出现变态反应等。

6）氡及其子体：氡及其短寿命子体($^{218}Po \sim {}^{214}Po$)对人体健康的危害主要是引起肺癌，其潜伏期为 15~40 年。有人认为除吸烟外，氡比其他任何物质都更容易引起肺癌。

(2) 常见的物理性污染物的危害——噪声：①影响休息和睡眠；②影响生活质量和工作效率；③对听力造成损害。

(3) 常见的生物性污染物危害：①军团菌与军团菌病；②生物性变应原引起的过敏症，常见的有花粉病、尘螨过敏以及农民肺等。

3. 室内空气清洁度的评价指标及其相应的卫生措施

（1）评价居室空气清洁度常用的指标

1）二氧化碳（CO_2）：室内 CO_2 的浓度可以反映出室内有害气体的综合水平，也可以反映出室内通风换气的实际效果，在一定程度上可作为居室内空气污染的一个指标。要求居室内 CO_2 浓度应保持在 0.07% 以下，最高不应超过 0.1%（GB/T17094-1997）。

2）微生物和悬浮颗粒：目前用细菌总数作为居室空气细菌学的评价指标。表示的方法有两种：①每一平皿上菌落形成单位；②每一平皿实测得的菌落形成单位再按奥梅梁斯基公式换算成为每立方米多少个细菌。室内可吸入颗粒物的卫生要求可参照我国居住区大气中卫生标准。

3）一氧化碳（CO）：在评价室内 CO 污染浓度时，可参照我国居住区大气卫生标准。

4）二氧化硫（SO_2）：对室内空气中 SO_2 的卫生要求，可参照我国居住区大气卫生标准。

5）空气离子：空气中轻、重离子数量的变化与空气中其他污染指标的变化有密切相关。室内空气污染越严重，轻离子数目越少，重离子数目越多。因此，居室空气中重离子与轻离子的比值（$N^{\pm}/n^{\pm}$）在很大程度上可以代表居室内主要污染物的综合状况。一般认为，当比值小于 50 时空气清洁，比值大于 50 时空气污浊。

6）其他有害物质。

（2）保持居室空气清洁度的卫生措施

1）住宅的地段选择。

2）建筑材料和装饰材料选择。

3）合理的住宅平面配置。

4）合理的住宅卫生规模。

5）采用改善空气质量的措施。

6）改进个人卫生习惯。

7）合理使用和保养各种设施。

8）加强卫生宣传教育和健全卫生法制。

强 化 训 练

A 型题

1. 投射角是（   ）

   A. 工作面中心向窗上缘和对面建筑物的顶点连线的夹角

   B. 工作面中心向窗上缘连线和水平线的夹角

   C. 阳光向工作面的投射角

   D. 工作面中心向窗上下缘连线的夹角

   E. 以上都不是

2. 依日照和得到太阳辐射热量来看，我国绝大部分地区在北纬45°以南，住宅楼应（   ）

   A. 长轴南北走向　　　　　B. 长轴东西走向　　　　　C. 居室最适宜北向

   D. 居室最适宜东向　　　　E. 居室最适宜西向

3. 下面哪项不是确定两栋住宅间距的影响因素（   ）

   A. 纬度　　　　　　　　　B. 住宅朝向　　　　　　　C. 经度

   D. 建筑物高度和长度　　　E. 建筑用地的地形

4. 居室进深与地板至窗上缘高度之比为(　　)
　　A. 室窗系数　　　　　　　B. 采光系数　　　　　　　C. 通风系数
　　D. 室深系数　　　　　　　E. 窗地系数

5. 根据机体与环境之间热交换情况来评价小气候的指标是(　　)
　　A. 湿球温度　　　　　　　B. 黑球温度　　　　　　　C. 有效温度
　　D. 热强度指数　　　　　　E. 风冷指数

6. 表示气温和气湿综合作用的指标是(　　)
　　A. 皮肤温度　　　　　　　B. 有效温度　　　　　　　C. 湿球温度
　　D. 校正温度　　　　　　　E. 校正有效温度

7. 室内小气候主要包括(　　)
　　A. 温度、湿度、气压、风速　　B. 温度、湿度、风速、热辐射
　　C. 电磁辐射、温度、湿度、风速　D. 湿度、电离辐射、气压、风速
　　E. 温度、湿度、气压

8. 室内空气中氡的最主要健康效应是(　　)
　　A. 中毒　　　　　　　　　B. 致癌　　　　　　　　　C. 免疫抑制
　　D. 致畸　　　　　　　　　E. 非特异效应

9. 产生苯并芘致癌物的是(　　)
　　A. 二氧化碳　　　　　　　B. 燃烧产物　　　　　　　C. 烹调油烟
　　D. 噪声　　　　　　　　　E. 非电离辐射

10. 以下是室内甲醛的主要污染物,除了(　　)
　　A. 化纤地毯　　　　　　　B. 家具　　　　　　　　　C. 涂料
　　D. 家用电器　　　　　　　E. 清洁剂

11. 室内的氡主要来自(　　)
　　A. 房屋地基土壤　　　　　B. 吸烟　　　　　　　　　C. 人的呼吸
　　D. 燃料燃烧　　　　　　　E. 家用电器

12. 下面是反映小气候对人体影响的生理指标,除了(　　)
　　A. 皮肤温度　　　　　　　B. 有效温度　　　　　　　C. 体温
　　D. 温热感觉　　　　　　　E. 热平衡测定

13. 评价居室空气清洁度最常用的指标是(　　)
　　A. 氧化亚氮　　　　　　　B. 二氧化硫　　　　　　　C. 臭氧
　　D. 二氧化氮　　　　　　　E. 二氧化碳

14. 判断热平衡是否受到破坏的最直接指标是(　　)
　　A. 脉搏　　　　　　　　　B. 体温　　　　　　　　　C. 汗液分泌
　　D. 皮肤温度　　　　　　　E. 不适指数

15. 居室细菌学评价的最常用指标是(　　)
　　A. 金黄色葡萄球菌数　　　B. 肺炎球菌数　　　　　　C. 细菌总数
　　D. 白喉杆菌数　　　　　　E. 结核杆菌数

16. 下列哪项不是办公场所的基本卫生要求(　　)
　　A. 室内外温差小　　　　　B. 采光照明良好　　　　　C. 适宜的小气候
　　D. 空气质量良好　　　　　E. 宽松的环境

第九章 公共场所卫生

学 习 要 求

1. 掌握公共场所的概念。
2. 熟悉公共场所卫生特点和公共场所卫生研究的内容。
3. 了解公共场所的分类。
4. 了解主要公共场所对健康的影响和主要公共场所的卫生要求。
5. 掌握公共场所的卫生管理与监督。

重 点 与 难 点

（一）公共场所的概念和分类

1. 公共场所 是公众从事各种社会活动的场所。

2. 公共场所卫生特点 从卫生学角度看,公共场所的主要特点是:人群密集,易传播疾病;流动性大,易混杂各种污染源;设备及物品供公众重复使用,易造成玷污;健康与非健康个体混杂,易造成疾病特别是传染病的传播。

3. 公共场所卫生研究的内容 公共场所卫生是研究自然的或人为的各种公共场所环境及其对滞留在这种环境下的人群健康所产生的影响,阐明其影响的性质和程度,制订公共场所的卫生标准和卫生要求,拟订改善公共场所环境应采取的卫生措施与管理监督方法,从而达到创造良好的公共场所卫生条件,保护和提高使用者和从业者身心健康的目的。

（二）公共场所的卫生管理与监督

1. 公共场所的卫生管理

（1）公共场所主管部门的卫生管理:公共场所主管部门应建立卫生管理制度,配备专职或兼职的卫生管理人员,加强所属经营单位的卫生管理工作。

（2）公共场所经营企业自身的卫生管理工作

1）配备卫生管理人员和建立制度。

2）组织从业人员学习和掌握卫生知识和技能。

3）组织从业人员进行健康检查。

4）开展对顾客的卫生宣传教育。

（3）卫生机构的卫生管理

1）从业人员的培训及定期体检。

2）发放"卫生许可证"，公共场所实行"卫生许可证"制度。

3）向公众进行健康教育。

2. 公共场所的卫生监督

（1）监督机构的主要职责

1）开展经常性卫生监督。

2）研究和提出本地区卫生问题。

3）进行技术指导。

4）组织卫生宣传教育及培训。

5）开展预防性卫生监督。

6）检查和处理出现的卫生问题。

（2）公共场所卫生监督的方式

1）预防性卫生监督：预防性卫生监督是指对公共场所的选址、设计、竣工验收等实行卫生监督。凡受周围不良环境影响或有职业危害以及对周围人群健康有不良影响的大型公共场所建设项目，必须执行建设项目卫生评价报告制度。

2）经常性卫生监督：经常性卫生监督的主要内容有：①对各项卫生要求的监督：包括对空气质量、小气候、水质、采光照明、噪声以及公共用具与卫生设施消毒效果等进行监测和监督。②对各项制度执行情况的监督：包括对卫生管理制度、对从业人员卫生知识培训和考核制度的检查。③对各类从业人员的卫生监督：对从业人员健康检查的情况，对有病者调离工作的情况，以及对从业人员执行卫生工作中的情况等进行监督检查。

强 化 训 练

A 型题

1.《公共场所卫生管理条例》规定各类公共场所的下列项目应符合国家相应的卫生标准，除了（　　）

A. 空气污染指标　　　　B. 小气候　　　　C. 水质

D. 空气离子　　　　E. 日照

2.《公共场所卫生管理条例》列出的公共场所中有以下场所，除了（　　）

A. 宾馆　　　　B. 美容院　　　　C. 办公室

D. 商场　　　　E. 影剧院

3. 我国的《公共浴室卫生标准》对以下项目提出了卫生要求，除了（　　）

A. 小气候　　　　B. 池水温度与浑浊度　　　　C. 噪声

D. 空气质量　　　　E. 以淋浴为主

4. 我国的《理发、美容院卫生标准》对以下项目提出了卫生要求，除了（　　）

A. 小气候　　　　B. 空气质量　　　　C. 用水质量

D. 照度　　　　E. 理发用具要清洁

5. 我国的《游泳场所卫生标准》对以下项目提出了卫生要求，除了（　　）

A. 池水浑浊度　　　　B. 溶解氧　　　　C. 池水水温

D. 池水化学污染指标　　　　　　E. 池水细菌学指标和余氯

6. 我国的《旅店业所卫生标准》对以下项目提出了卫生要求,除了(　　)
   A. 小气候　　　　　　　　　B. 氨　　　　　　　　　　C. 噪声
   D. 二氧化碳　　　　　　　　E. 总风量

7. 我国的《体育馆卫生标准》对以下项目提出了卫生要求,除了(　　)
   A. 一氧化碳　　　　　　　　B. 动态噪声　　　　　　　C. 空气细菌总数
   D. 二氧化碳　　　　　　　　E. 总风量

8. 我国的《图书馆、博物馆、美术馆、展览馆卫生标准》对以下项目提出了卫生要求,除了
   (　　)
   A. 小气候　　　　　　　　　B. 空气质量　　　　　　　C. 噪声
   D. 采光、照明　　　　　　　E. 新风量

9. 我国的《商场(店)、书店卫生标准》对以下项目提出了卫生要求,除了(　　)
   A. 小气候　　　　　　　　　B. 空气质量　　　　　　　C. 噪声
   D. 照度　　　　　　　　　　E. 氨

10. 我国的《医院候诊室卫生标准》对以下项目提出了卫生要求,除了(　　)
    A. 小气候　　　　　　　　B. 照度　　　　　　　　　C. 噪声
    D. 二氧化碳　　　　　　　E. 新风量

11. 我国的《公共交通等候室卫生标准》对以下项目提出了卫生要求,除了(　　)
    A. 小气候　　　　　　　　B. 照度　　　　　　　　　C. 噪声
    D. 空气质量　　　　　　　E. 新风量

12. 我国的《公共交通工具卫生标准》对以下项目提出了卫生要求,除了(　　)
    A. 小气候　　　　　　　　B. 照度　　　　　　　　　C. 噪声
    D. 空气质量　　　　　　　E. 乘客人数

第十章 城乡规划卫生

学 习 要 求

1. 熟悉城乡规划卫生的基本概念。
2. 熟悉城市问题与健康城市的概念。
3. 了解自然环境因素对城市规划的卫生学意义。
4. 熟悉城市人口规模和城市分类。
5. 掌握城市功能分区的原则及卫生学要求。
6. 掌握居住区环境质量评价指标。
7. 了解城市绿化的卫生学意义。
8. 熟悉城市环境噪声的来源和评价指标。
9. 了解城市规划的其他卫生问题。

重点与难点

1. **城乡规划卫生** 是利用各种自然环境信息、人口与社会文化经济信息,以维持和恢复城乡的生态平衡为宗旨,以人类与自然环境的和谐共处为目标,建立优良的居住环境,以求得人类生存所需的最佳环境质量。

2. **城市问题与健康城市**

(1) **城市问题**:城市生态系统具有自然生态系统的某些共性,同时又具有人为性、不完整性、复杂性和脆弱性等独特的个性。

(2) **健康城市**:是指从城市规划、建设到管理各个方面都以人的健康为中心,营造高质量的自然环境和更加舒适的生活环境,保障广大市民健康生活和工作,成为人类社会发展所需求的健康人群、健康环境和健康社会有机结合的发展整体。

3. **城市规划的基本原则和基础资料**

(1) 城市规划的基本原则

1) 确定城市性质,控制城市发展规模。

2) 远期规划与近期规划结合,总体规划与详细规划结合。

3) 保护城市生态环境。

4) 维护城市文脉,改善景观环境。

5) 加强安全防患,促进人际交往。

(2) 城市规划的基础资料

1) 自然条件:地理位置、地形、水文、气象、地质等资料。

2）技术经济资料。

3）城市建设现状。

4）城市环境保护资料。

4. 城市人口规模 指城市的人口规模和用地规模我国按人口规模将城市分为 4 类：人口 100 万以上为特大城市；人口 50 万以上为大城市；人口 20 万～50 万为中等城市；人口 20 万以下为小城市。

城市的人口发展规模，是编制城市规划的一项重要基础指标。城市的人口发展规模，主要取决于城市的性质和构成城市的基本部门的发展计划。根据这些发展计划可推算出城市规划期各个基本部门所需的劳动力。按照劳动力结构可将城市总人口分为基本人口、服务人口、被抚养人口三部分。

5. 城市功能分区 城市总体规划应将各种用地按功能要求在城市中加以分区和合理安排，使之配置合理；从而最大限度地消除和防止环境污染对人群健康的影响，这称为城市的功能分区。

（1）城市功能分区的原则：从卫生学角度应考虑下列原则：

1）城市一般设居住区、工业区、对外交通运输和仓库区、郊区。根据具体情况还可设文教区、高科技区、风景游览区、金融贸易区等。各功能区应结合自然条件和功能特点合理配置，避免相互交叉干扰和混杂分布。

2）居住用地应选择城市中卫生条件最好的地段。

3）工业用地应按当地主导风向配置在生活居住用地的下风侧、河流的下游。工业用地与生活居住用地之间应保持适当距离，中间配置绿化防护带。

4）保证在到达规划期时，各功能分区仍有进一步扩展的余地，并保证城市各部分用地能协调发展。在卫生上不允许工业区发展到包围生活居住区，或铁路包围城市的用地。

5）为了保证生活居住用地的卫生条件，各功能分区的用地选择应同时进行。改建、扩建的城市在选择新区用地时，应考虑与旧城的关系及旧城的改造和利用问题。

（2）城市各功能分区的卫生学要求

1）居住区：居住区是人类生活居住的地方，其环境质量的优劣直接影响到居民的健康。应选择城市中日照良好、风景优美、环境宁静和清洁的地段作为居住区用地。居住区必须有足够的面积，使建筑密度和人口密度不致过高，并保证有充足的绿地。

城市中一般可设若干个居住区，各个居住区的人口规模在 5 万左右。可利用地形、河流或干道，将各个居住区隔开。每个居住区内应配置成套的文化、教育、商业等生活服务设施。

2）工业区：工业区的规划布局，直接影响城市环境质量。根据城市规模、工业企业的数量和性质，城市内可设一个或几个工业区。每个工业区内可相对集中地布置若干个工业企业，使各厂之间便于组织生产协作、原材料和"三废"的综合利用。布置工业用地时，必须严格遵守各项安全和卫生上的要求，并执行国家对建设项目环境保护规定的各种制度。

工业区与居住区之间，应根据国家有关卫生标准设置卫生防护距离。在有河流的城市，工业区必须位于居住区的下游。

3）对外交通运输和仓库区：在城市总体规划中，应尽量减轻对外交通运输设施对城市环境的影响。

4）郊区：城市郊区包括市辖郊县、卫星城镇等。郊区规划对提高城市环境质量有很大意义。

6. 居住区环境质量评价指标　居住区规划中有几个技术指标,对评价居住区环境质量具有重要意义。

（1）建筑容积率：指建筑物地面以上各层建筑面积的总和与建筑基地面积的比值。

（2）人均居住面积定额：指平均每人所占卧室、起居室等的面积。居住面积定额直接影响人们生活居住的卫生条件。

（3）居住建筑密度：如果居住建筑密度过高,则院落空地相对减少,影响绿化和居民室外休息场地,房屋的间距、日照、通风也将不能保证。居住建筑密度的公式：

$$居住建筑密度 = \frac{居住建筑基底面积(m^2)}{居住建筑用地面积(m^2)} \times 100\%$$

选定居住建筑密度和人均居住面积定额后,可计算所需的每人居住建筑用地面积如下：

$$人均居住建筑用地面积(m^2/人) = \frac{人均居住面积定额(m^2/人)}{居住建筑密度(\%) \times 层数 \times 平面系数} \times 100\%$$

（4）居住区人口密度：每公顷（1ha＝10000m²）居住用地容纳的规划人口数量,称为人口毛密度。每公顷住宅用地上容纳的规划人口数,称为人口净密度。人口净密度与人均居住面积定额、居住建筑密度等参数有关：

$$人口净密度(人/ha) = \frac{10000 \times 居住建筑密度(\%) \times 层次 \times 平面系数}{人均居住面积定额(m^2/人)}$$

$$= \frac{居住人数}{居住建筑用地面积(ha)}$$

7. 城市环境噪声

（1）城市环境噪声的来源：①交通噪声；②工业噪声；③建筑施工噪声；④社会噪声。

（2）城市环境噪声的评价指标：根据代表高、中、低三种强度的等响曲线,即100phone、70phone、40phone 三条曲线,模拟人耳的听觉制造出噪声测定仪一声级计。分别测出 A 声级（高）、B 声级（中）和 C 声级（低）三种强度数值。通常用 A 声级来评价声音的强度,单位为 dB（A）。

强 化 训 练

A 型题

1. 哪项不是居住区环境质量评价指标（　　）
   A. 容积率　　　　　　　　　B. 人均居住面积定额　　　　C. 居住建筑密度
   D. 居住建筑高度　　　　　　E. 居住区人口密度

2. 决定工业区与居住区位置关系最主要的依据是（　　）
   A. 主导风向　　　　　　　　B. 年平均的风向和风速　　　C. 静风频率
   D. 微风频率　　　　　　　　E. 风速

3. 下列哪项不可设置在卫生防护带内（　　）

A. 消防站   B. 车库   C. 浴室

D. 运动场   E. 绿化地带

4. 卫生防护带内可建(　　　)

A. 住宅   B. 文化娱乐场所   C. 仓库

D. 医疗设施   E. 托幼机构

5. L_{90} 作为噪声评价值,是在测量时段内(　　　)

A. 10%时间超过的声级   B. 10%时间不超过的声级   C. 90%时间超过的声级

D. 90%时间不超过的声级   E. 以上都不是

6. 工业用地应按当地主导风向配置在生活居住用地的(　　　)

A. 上风侧   B. 下风侧   C. 河流的上游

D. 河流的中游   E. 靠近居住用地

7. 绿地率新区建设应不低于(　　　);旧区改建不宜低于(　　　)

A. 50% 、30%   B. 30% 、25%   C. 40% 、20%

D. 40% 、50%   E. 30% 、50%

8. 关于城市规划中的卫生防护距离,哪项是错误的(　　　)

A. 指工厂的边界至居住区边界的最小距离

B. 不同的工业类别标准应不同

C. 不同的地形条件标准应不同

D. 不同的气象条件标准应不同

E. 卫生防护距离内不得修建公园

9. 属于预防性卫生监督的是(　　　)

A. 建设项目的选址、设计等   B. 卫生许可证的有效性   C. 微小气候的检测

D. 从业人员的健康检查   E. 卫生管理制度的检查

B 型题

A. 居住区   B. 工业区   C. 交通运输区

D. 仓储区   E. 郊区

1. 选择城市中日照良好、风景优美、环境宁静的地段(　　　)

2. 设在铁路、公路或码头的附近(　　　)

第十一章　环境质量评价

学 习 要 求

1. 掌握环境质量评价的概念、目的和种类。
2. 了解环境质量评价的内容和方法。
3. 掌握污染源和污染物的评价。
4. 掌握环境质量现状评价的主要方法。
5. 熟悉环境质量评价方法的应用。
6. 了解环境质量与人群健康关系的调查评价。
7. 熟悉环境影响评价的概念和作用。
8. 了解环境影响评价方法和环境健康影响评价。

重 点 与 难 点

（一）概述

1. 环境质量评价（environmental quality assessment）　概念是从环境卫生学角度按照一定评价标准和评价方法对一定区域范围内的环境质量加以调查研究并在此基础上作出科学、客观和定量的评定和预测。

2. 环境质量评价的主要目的

1）较全面揭示环境质量状况及其变化趋势。

2）找出污染治理重点对象。

3）为制定环境综合防治方案和城市总体规划及环境规划提供依据。

4）研究环境质量与人群健康的关系。

5）预测和评价拟建的工业或其他建设项目对周围环境可能产生的影响,即环境影响评价。

3. 环境质量评价类型　根据评价目的不同有不同的分类方法。

（1）按评价因素分:单要素环境质量评价和综合环境质量评价。

（2）按评价阶段分:则环境质量评价可分为环境质量现状评价（简称"环境质量评价"）和环境影响评价。

（3）按评价的区域分:可分为城市区域环境质量评价、水系环境质量评价、海域环境质量评价等。

4. 环境质量评价的内容和方法　比较全面的城市区域环境质量评价,应包括对污染源、环境质量和环境效应三部分的评价,并在此基础上作出环境质量综合评价,提出环境污染综合防治方案,为环境污染治理、环境规划制定和环境管理提供参考。

(二) 环境质量现状评价

1. 污染源的调查评价　污染源和污染物的评价是城市区域环境质量评价第一步工作,其目的是筛选出主要污染源和主要污染物,以此作为该区域环境治理的重点对象。还可评价治理措施的效果。

(1) 对单一污染物的评价:采用污染物的相对含量、绝对含量、超标率、超标倍数、检出率、标准差等来评价污染物和污染源的强度。

(2) 污染源综合评价:两种污染源的评价计算方法。

1) "等标污染负荷"计算方法:评价各污染源和各污染物的相对危害程度。计算式为:

$$Pi = mi/Ci$$

2) 排毒系数法:"排毒系数"是表示污染源排放的各种污染物对人群健康潜在危害程度的一种相对指标,它体现了污染物的排放数量和毒性。计算式为:

$$Fi = mi/di$$

2. 环境质量评价方法　最常用的环境质量评价方法是数理统计法和环境质量指数法。环境质量评价方法基本原理是选择一定数量的评价参数进行统计分析后,按照一定的评价标准进行评价,或转换成在综合加权的基础上进行比较。

(1) 环境质量评价方法的基本要素

1) 监测数据:采用任何一种环境质量评价方法都必须具备准确、足够而有代表性的监测数据,这是环境质量评价的基础资料。

2) 评价参数:即监测指标。实际工作中可选最常见、有代表性、常规监测的污染物项目作为评价参数。此外,针对评价区域的污染源和污染物的排放实际情况,增加某些污染物项目作为环境质量的评价参数。

3) 评价标准:通常采用环境卫生标准或环境质量标准作为评价标准。

4) 评价权重:在评价中需要对各评价参数或环境要素给予不同的权重以体现其在环境质量中的重要性。

5) 环境质量的分级:根据环境质量的数值及其对应的效应作质量等级划分,以此赋予每个环境质量数值的含义。

(2) 数理统计法:大量监测数据蕴藏着环境质量的空间分布及其变化趋势,是环境质量评价的基础资料。数理统计方法是对环境监测数据进行统计分析,求出有代表性的统计值,然后对照卫生标准,作出环境质量评价。数理统计方法是环境质量评价的基础方法,其得出的统计值可作为其他评价方法基础数据资料,因此,一般来讲其作用是不可取代的。数理统计方法得出的统计值可以反映各污染物的平均水平及其离散程度、超标倍数和频率、浓度的时空变化等。

数理统计法是环境质量评价的基础方法,其得到的统计值可作为其他评价方法的基础资料。

(3) 环境质量指数法

1) 环境质量指数(environmental quality index):是将大量监测数据经统计处理后求得其

代表值,以环境卫生标准(或环境质量标准)作为评价标准,把它们代入专门设计的计算式,换算成定量和客观地评价环境质量的无量纲数值,这种数量指标就叫"环境质量指数",也称"环境污染指数"。

2) 环境质量指数可分为单要素的环境质量指数和总环境质量指数两大类。单要素的环境质量指数,有大气质量指数(air quality index)、水质指数(water quality index)、土壤质量指数(soil quality index)等;它们或是由若干个用单独某一个污染物或参数反映环境质量的"分指数",或是用该要素若干污染物或参数按一定原理合并构成反映几个污染物共同存在下的"综合质量指数"。若干个单要素环境质量指数按一定原理综合成"总环境质量指数"用于评价这几个主要环境因素作用下形成的"总环境质量"。

3. 环境质量评价方法应用

(1) 大气质量评价

1) 比值算术均数型大气质量指数法:该类指数是在比值简单叠加的基础上加以平均。

2) I_1 大气质量指数:该类指数在计算大气综合质量时,不仅考虑平均分指数,而且适当兼顾最高分指数,因为当大气中某种污染物出现高浓度污染时,就可能对环境和健康引起某方面的较大危害。

3) 大气污染超标指数:污染超标指数由若干个超标分指数综合而成。其超标分指数反映历次超标浓度总和的数量,并以未完成监测数据计划次数的相对比例作为权重。此类指数中有代表性的是大气污染超标指数(I_2)。

4) 分段线性函数型质量指数:这类指数的各分指数与其实测浓度呈分段线性函数关系,指数的表示也以各分指数分别表示或选择最高的表示,并赋予其健康效应含义和应采取的措施。

我国目前使用的空气污染指数(API):也是按照该原理建立的每天向社会上报告的空气质量指数。该指数所选用的参数为 PM_{10}、SO_2、NO_2、CO、O_3,其中 PM_{10}、SO_2、NO_2 为必测参数。API 各分指数(I_i)的计算方法是:将污染物的实测浓度代入分段线形方程进行计算,计算结果保留整数,小数点后数值全部进位。取各种污染物污染分指数中的最大者为该区域或城市的空气污染指数 API,该项污染物即为该区域或城市空气中的首要污染物。该空气污染指数所反映的空气质量状况及其可能对健康的影响和建议采取的措施。

5) 空气质量预报:空气质量预报是对未来某一区域空气质量的预测。

6) 冥函数型环境质量指数:这类指数较多见的是在比值叠加法基础上乘一个常数,再根据其冥值求指数值。

(2) 水环境质量评价

1) 比值简单叠加型的水质指数。

2) 算术均数型的水质指数:包括水质综合污染指数和污染断面的综合污染指数。

3) 水质类别判定。

4) 评分加权征询法。

(3) 室内环境质量评价:从 20 世纪 80 年代末起指数综合评价、模糊综合评价方法陆续应用于综合公共场所的环境质量。

(4) 土壤环境质量评价:土壤环境质量的评价所选择的评价因子一般有重金属毒物包

括汞、镉、铅、铜、铬、镍、砷等;有机物有氰、酚、DDT、六六六、BaP、多氯联苯等;也可根据评价目的选择评价因子。

（5）综合叠加型总环境质量指数

1）地区性总环境质量评价:区域环境质量所涉及的环境要素一般包括大气、水体、土壤、生物及噪声等。

2）海域水体环境质量综合评价。

（三）环境影响评价

环境影响评价(environmental impact assessment, EIA)是环境质量评价的一项重要内容,是对规划和建设项目实施后可能造成的环境影响进行分析、预测和评估,提出预防或者减轻不良环境影响的对策和措施,并进行跟踪监测的方法与制度。目的是为了预防因规划和建设项目实施后对环境及人类健康造成不良影响。环境影响评价一般限于对环境质量有较大影响的各种规划、开发计划、建设工程等。

强 化 训 练

A 型题

1. 下列哪项是污染源综合评价指标(　　)
   A. 排放高度　　　　　B. 排毒系数　　　　　C. 排放体积
   D. 排放质量　　　　　E. 排放标准率

2. 哪项不是环境质量评价方法的基本要素(　　)
   A. 监测数据　　　　　B. 评价参数　　　　　C. 评价标准
   D. 评价权重　　　　　E. 评价污染源

3. 通过对建设项目进行环境卫生监督属(　　)
   A. 经常性卫生监督　　B. 环境监督　　　　　C. 环境调查
   D. 环境监测　　　　　E. 预防性卫生监督

4. 拟建项目建成后对周围环境影响的预测和评价,称为(　　)
   A. 环境回顾评价　　　B. 环境现况评价　　　C. 环境影响评价
   D. 环境综合评价　　　E. 环境区域评价

5. 环境健康影响评价是对(　　)
   A. 将来健康影响的评价　B. 目前健康影响的评价　C. 过去健康影响的评价
   D. 目前和将来健康影响的评价　E. 过去和目前健康影响的评价

6. 环境健康评价结果为环境、卫生决策部门提供的信息中,描述不正确的是哪项(　　)
   A. 探究暴露因素
   B. 为治理环境污染及措施提供充分科学依据
   C. 暴露因素可能产生的健康效应类型及特征
   D. 估计健康效应发生的概率
   E. 为制定环境污染物的环境卫生标准提供科学依据

7. 区域环境质量评价的内容包括(　　)

　　A. 污染源调查、环境质量评价、环境效应评价三部分

　　B. 污染源调查评价、环境质量调查评价、环境效应调查评价三部分

　　C. 污染源监测、环境监测和健康效应评价三部分

　　D. 污染源调查和评价、环境监测、对人群健康影响调查三部分

　　E. 污染源调查监测、环境监测、环境质量指数计算三部分

8. 下列哪项不是污染源调查评价的目的(　　)

　　A. 了解污染物的种类和性质　　　　B. 监测污染物的浓度和排放量

　　C. 找出主要污染源　　　　　　　　D. 找出主要污染物

　　E. 计算环境质量指数

9. 环境质量评价包括以下内容,除外(　　)

　　A. 对区域内主要环境因素进行调查　　B. 对区域内主要环境污染物进行监测

　　C. 对监测数据进行统计处理　　　　D. 找出污染物的阈值

　　E. 计算环境质量指数

10. 以下哪项说法是错误的(　　)

　　A. 排毒系数是评价污染源的方法之一

　　B. 排毒系数表示污染源所排放的污染物对人群的潜在危害

　　C. 计算排毒系数时,采用国家规定的浓度排放标准作为评价标准

　　D. 计算排毒系数时,采用污染物的慢性毒作用的阈浓度或阈剂量作为评价标准

　　E. 用排毒系数法,可以找出主要污染源和主要污染物

11. 以下关于排毒系数和等标污染负荷,哪种说法是不准确的(　　)

　　A. 它们均为评价污染源的方法　　B. 它们的含义不同

　　C. 计算时采用的评价标准不同　　D. 均能找出主要污染源和主要污染物

　　E. 以上都不对

12. 按大气质量指数(I_i)值,可将大气环境质量分为五级,其中Ⅳ级的大气质量评语是(　　)

　　A. 重污染　　　　　　　　B. 中污染　　　　　　　　C. 轻污染

　　D. 尚清洁　　　　　　　　E. 清洁

第十二章　家用化学品卫生

学习要求

1. 掌握化妆品的分类。
2. 掌握化妆品对健康的不良影响。
3. 了解洗涤剂的种类、洗涤剂的主要有害成分及其对健康的影响。
4. 了解消毒剂、黏合剂、涂料、家用杀(驱)虫剂及其他家用化学品的健康影响。
5. 掌握化妆品的卫生质量标准。
6. 了解化妆品的卫生监督与管理。
7. 了解其他家用化学品的卫生监督与管理。

重点与难点

(一) 家用化学品与健康

1. 化妆品的种类

(1) 按剂型可分为:水性剂、乳状剂、合剂、胶胨剂、膏状剂、锭状剂、块状剂、笔状剂和气溶胶剂等。

(2) 按使用部位可分为:皮肤用、头发用、指甲用和口腔用化妆品。

(3) 按作用功能可分为:① 一般用途化妆品:护肤类化妆品;②益发类化妆品;③美容修饰类化妆品;④芳香类化妆品; 特殊用途化妆品:这类化妆品为获得某种特殊功能常加入某些限用物质或有一定副作用的物质。

2. 化妆品对健康的不良影响　化妆品可因原料选择不当或生产环境不良而使化妆品受到化学或微生物污染,造成对人体健康不良影响。个体体质因素也可导致对化妆品产生不良反应。

(1) 化妆品对皮肤的不良影响:常见由化妆品引起的皮肤损害有下列几种:

1) 刺激性接触性皮炎。

2) 变应性接触性皮炎。

3) 化妆品光感性皮炎:它又分为光变应性接触性皮炎和光毒性皮炎。

4) 化妆品痤疮。

5) 化妆品皮肤色素异常。

(2) 化妆品毛发损害:指由于使用毛发化妆品(如洗发剂、发胶、染发剂、烫发剂、眉笔、眉胶、睫毛油等)引起的毛发损害,表现为毛发脱色、变脆、分叉、断裂、失去光泽和脱落等。

（3）化妆品指甲损害：指由甲用化妆品（如指甲油、指甲清洁剂等）引起的指甲损害，表现为甲板粗糙、失去光泽、变形、软化、脆裂、剥离、增厚等，有时伴有甲周皮炎。

（4）化妆品眼损害：指由于使用毛发化妆品（如眼影膏、眼线膏、眉笔、眉胶、睫毛油等）引起眼的损害，表现为眼睑或结膜红肿、充血、局部丘疹、水疱、自觉瘙痒和烧灼感、流泪等。

（二）化妆品卫生标准

1. 我国已制订的化妆品卫生标准　包括两部分内容，即化妆品卫生质量标准以及化妆品中微生物和有毒有害物质的标准检验方法。为保护消费者利益，还规定了日用化妆品使用说明的编写标准。分别介绍如下：

2. 该标准规定了化妆品最终产品和原料的卫生质量要求，由我国国家技术监督局和卫生部颁布（GB7916—99），内容如下：

（1）化妆品的一般要求：①化妆品不得对施用部位产生明显刺激和损伤；②化妆品必须使用安全，且无感染性。

（2）化妆品产品的卫生要求

1）化妆品的微生物学质量应符合下列规定：

a.眼部、口唇等黏膜用化妆品以及婴儿和儿童用化妆品细菌总数不得大于 500CFU/ml 或 500CFU/g。

b.其他化妆品细菌总数不得大于 1000CFU/ml 或 1000CFU/g。

c.每克或每毫升化妆品产品中不得检出粪大肠菌群、绿脓杆菌和金黄色葡萄球菌。

d.化妆品中霉菌和酵母菌总数不得大于 100CFU/mg 或 100CFU/g。

2）化妆品中所含有毒物质不得超过规定的限量。

（3）化妆品原料的卫生要求：化妆品原料中禁用物质和限用物质采用《欧盟化妆品规程》（The Cosmetics Directive of the Council of European Communities Dir，76/768/EEL，August，1996）中规定的禁用和限用物质。

1）禁止使用物质：禁止使用"欧盟化妆品规程"中规定的 421 种禁用物质和我国"药品管理法规"中规定的西药毒药类、毒性药品、麻醉药品、精神药品共 73 种禁用物质。

2）限制使用物质：限制使用"欧盟化妆品规程"中规定的限用物质 67 种、防腐剂 55 种、紫外线吸收剂 22 种、着色剂 157 种。

（4）化妆品容器的要求：化妆品直接容器材料必须无毒，不得含有或释放可对使用者造成伤害的有毒物质。

强 化 训 练

A 型题

1. 化妆品最常见的损害部位是（　　）
   A. 皮肤　　　　　B. 呼吸道　　　　　C. 眼睛
   D. 消化道　　　　E. 头发

2. 化妆品的二级污染是指(　　　)
   A. 生产原料污染　　　　　　B. 生产容器污染　　　　　C. 生产运输车污染
   D. 生产制作过程污染　　　　E. 使用存放过程污染

3. 化妆品引起的皮肤损害最常见的一类是(　　　)
   A. 光变应性皮炎　　　　　　B. 刺激性接触性皮炎　　　C. 变应性接触性皮炎
   D. 化妆品痤疮　　　　　　　E. 色素沉着症

4. 我国化妆品卫生标准的内容包括(　　　)
   A. 化妆品原料的卫生质量标准
   B. 化妆品产品的卫生质量标准
   C. 化妆品原料及产品中微生物的标准及检验方法
   D. 化妆品原料及产品中有毒有害物质的标准及检验方法
   E. 化妆品原料及产品的卫生质量标准和微生物及有毒有害物质的标准及检验方法。

5. 下列哪一种不是化妆品的功能?(　　　)
   A. 清除不良气味　　　　　　B. 调节代谢过程　　　　　C. 生发、育发、脱毛
   D. 修饰体表外观　　　　　　E. 消除皮肤病变

6. 对公共场所和化妆品生产的管理属(　　　)
   A. 经常性卫生监督　　　　　B. 预防性卫生监督　　　　C. 环境调查
   D. 环境监测　　　　　　　　E. 以上都不是

7. 我国《化妆品卫生标准》中,对化妆品中的下列有毒物质有限量要求,除了(　　　)
   A. 汞　　　　　　　　　　　B. 铅　　　　　　　　　　C. 砷
   D. 甲醇　　　　　　　　　　E. 镉

8. 下列哪项不是影响化妆品对皮肤损害程度的因素(　　　)
   A. 皮肤接触的程度　　　　　B. 施用部位　　　　　　　C. 产品的酸碱度
   D. 产品的剂型　　　　　　　E. 易蒸发和易挥发组分的含量

9. 下列均属于特殊用途的化妆品,除了(　　　)
   A. 脱毛剂　　　　　　　　　B. 美乳剂　　　　　　　　C. 防裂霜膏
   D. 祛斑剂　　　　　　　　　E. 防晒剂

10. 最常引起变应性接触性皮炎的化妆品是(　　　)
    A. 香水　　　　　　　　　　B. 洗面奶　　　　　　　　C. 防裂霜膏
    D. 浴液　　　　　　　　　　E. 护发素

11. 受何种细菌污染的化妆品进入眼内会引起角膜化脓性溃疡(　　　)
    A. 金黄色葡萄球菌　　　　　B. 粪大肠菌群　　　　　　C. 绿脓杆菌
    D. 变形杆菌　　　　　　　　E. 荧光假单胞杆菌

12. 下列我国《化妆品安全评价程序和方法》中规定的急性毒性试验内容,除了(　　　)
    A. 急性皮肤毒性试验　　　B. 急性经口毒性试验
    C. 急性经呼吸道毒性试验　D. 一次和多次皮肤刺激试验
    E. 一次和多次眼睛刺激试验

★ 综合测试题

一、判断题

1. 胚胎期至出生后 2 岁由于内外环境缺碘,可引起克汀病。(　　)

2. 空气中丰富的正离子对机体有好处。(　　)

3. 紫外线影响机体健康的生物学效应主要是热效应。(　　)

4. 优势的浮游生物的颜色不同,水面往往呈现红色、绿色、蓝色等,这种情况出现在海湾时叫水华。(　　)

5. 臭氧层被破坏主要是由于人类活动排放大量的 CO_2 等气体所致。(　　)

6. 造成空气二氧化硫污染的主要来源之一是汽车废气。(　　)

7. 光化学烟雾主要由二氧化硫和可吸入尘组成。(　　)

8. 地下水水质较好主要是溶解氧含量高。(　　)

9. 环境有害因素对机体健康造成的危害及其程度最主要取决于环境有害因素作用的强度、作用时间及机体的健康状况。(　　)

10. 室内空气化学性污染物主要是甲醛及其他挥发性有机物。(　　)

11. 进行健康危险度评价必须应用毒理学、流行病学、统计学以及监测学等多学科发展的最新成果和技术。(　　)

12. 水加氯消毒达到 D 点时形成的余氯全部为游离性余氯。(　　)

13. 农药污染土壤产生的危害是直接危害、急性危害。(　　)

14. 在一段时间内测得的稳定噪声级,可计算成一种稳态等能量声级,称为等效声级。(　　)

15. 短波紫外线具有杀菌、提高机体免疫力和抗佝偻病的作用,对人体健康有益无害。(　　)

16. 天然环境中,重、轻离子数的比值(N/n)应大于 50,否则说明空气污浊。(　　)

17. 我国大气质量标准分为三级,一般居民区执行二级标准。(　　)

18. 可吸入颗粒物是指空气动力学直径 $10 \geq \mu m$ 的颗粒物。(　　)

19. 痛痛病患者主诉疼痛性质多为刺痛、活动时加剧。(　　)

20. 环境质量指数是一种由监测数据代表值经环境质量标准评价的综合指数。(　　)

21. 皮温是判断机体热平衡是否受到破坏的最直接的指标。(　　)

22. 清洁生产是指节约能源、资源消耗少,有预防控制污染和其他废物生成的生产工艺过程。(　　)

23. 衣服面料对人体健康影响的最常见污染物质是甲醛。(　　)

24. 最小致死剂量是指毒物引起受试对象中少数个体出现某种最轻微的异常改变所需要的最低剂量。(　　)

25. 土壤中元素的背景值,亦称本地值,是指该地区未受污染的天然土壤中各种元素的含量。(　　)

26. 由污染源直接排入环境,其理化性状未发生改变的污染物称为二次污染物,如二氧化硫、一氧化碳等。（　　）

27. 环境因素是指大气、水体、土壤(岩石)及包括人体在内的一切生物体。（　　）

28. 随着环境有害因素剂量的增加,它在机体内所产生的有害的生物学效应增强,称剂量-反应关系。（　　）

29. 环境危险度评价最终回答被评价化学物质是否具有健康危害的可能性和确定对人群健康危害的程度。（　　）

30. 当前人们十分关注的全球性环境问题有"全球气候变暖"、"臭氧层破坏"和"酸雨"。（　　）

31. 环境污染慢性损害所致的机体不良反应和损害结局,大多数都具有特异性损害特征。（　　）

32. 在人体内正常含量小于人体体重 0.05% 的化学元素称为微量元素。（　　）

33. SO_2 在大气中可被自由基氧化成 SO_3,在溶于水汽中形成硫酸雾;也可先溶于水汽中形成亚硫酸雾在氧化成硫酸雾。（　　）

34. 粪大肠菌群是一群需氧及兼性厌氧的在 37C° 生长时能乳糖发酵、在 24 小时内产酸产气的革兰阴性无芽孢杆菌。（　　）

35. 光化学烟雾是二次污染物。（　　）

36. 深层地下水的水质特点是水质好、细菌极少、硬度高、溶解氧含量高。（　　）

37. 某些地下水可不经净化处理,直接饮用。（　　）

38. 酸雨是指 pH 小于 4 的降水。（　　）

39. BOD 可反映水体自净能力的大小。（　　）

40. 土壤中大肠菌值高表明土壤卫生质量好。（　　）

41. 伦敦烟雾事件中起主导作用的污染物是二氧化硫。（　　）

42. 酚类化合物的中毒多为各种事故引起的急性中毒。（　　）

二、问答题

1. 环境卫生学的定义、研究对象和内容。

2. 人类环境的基本构成,原生环境、次生环境、生物圈、生态系统、生态平衡、食物链、生物放大作用的概念。

3. 试述全球性的环境问题。

4. 简述环境有害因素对机体作用的一般特征。

5. 试述人与环境之间的辨证统一关系。

6. 试述环境污染对人群的急、慢性危害及其特征。

7. 简述环境污染与致癌危害的关系。

8. 简述环境污染与致畸危害的关系。

9. 环境内分泌干扰物的概念及意义。

10. 简述环境流行病学研究内容及特点。

11. 敏感人群、高危人群的概念。

12. 何为生物标志物？试述环境与健康研究中的生物标志物的种类。

13. 何为健康危险评价,其基本组成有哪些？何为外暴露剂量、内暴露剂量。

14. 简述大气的垂直结构及其特点。

15. 大气的物理性状及其卫生学意义有哪些？

16. 简述大气污染的来源、影响污染物浓度的因素。

17. 逆温、气温垂直递减率、气块干绝热垂直递减率的定义及意义。

18. 试述大气污染对健康的直接危害,煤烟型烟雾事件与光化学事件的异同点。

19. 试述大气污染对健康的间接危害及防治对策。

20. 何为 TSP、PM_{10}、IP、二次污染物,对健康的危害如何？

21. 试述二氧化硫、氮氧化物的主要危害。

22. 试述光化学烟雾的定义、组成及对健康的危害。

23. 一氧化碳、铅、多环芳烃、二恶英对健康的危害有哪些？

24. 标准及基准的区别与联系如何？大气卫生标准有几种浓度？

25. 试述制定大气卫生标准的原则及主要方法。

26. 试拟订大气污染对健康影响的调查设计。

27. 简述大气污染防治的措施。

28. 试述水资源的种类及其卫生学特征。

29. 水质的性状及评价指标有哪些？有何意义？

30. 何为"三氮"、"三氧",其卫生学意义有哪些？

31. 试述各种水体污染的特点。水体富营养化、"赤潮"和"水华"的含义。

32. 试述水体污染的自净及其机制。

33. 水体污染物有哪些？其转归如何？生物富集作用、生物转化作用的含义。

34. 简述水体生物性污染的危害。

35. 试述水俣病的成因、发病机制、临床表现。

36. 酚、多氯联苯的危害有哪些？

37. 地面水水质标准有哪些？试比较其区别和联系。

38. 地面水水质卫生标准制定的原则是什么？

39. 试述介水传染病定义、病原体、发生的原因、流行特点及其危害特点。

40. 何为生物地球化学性疾病？常见的有几种？请举例说明其成因、发病机制、临床表现、流行病学特征。

41. 何为饮水氯化副产物？与健康的关系如何？目前减少氯化副产物的主要措施有哪些？

42. 生活饮用水水质标准的制定原则是什么？

43. 生活饮用水水质标准有哪几类？其意义如何？

44. 试述水源选择的原则？如何开展水源的选择工作？

45. 简述水质处理工艺过程。

46. 简述饮水消毒的方法。

47. 影响混凝效果的因素有哪些？影响过滤效果的因素有哪些？

48. 何为氯化消毒,影响氯化消毒的因素有哪些？

49. 简述土壤的特征及其卫生学意义。

50. 何为土壤中元素的背景值、土壤的环境容量、腐殖质,其意义如何?

51. 简述土壤污染的来源、方式及土壤的自净过程。

52. 试述痛痛病的成因及临床表现。

53. 简述农药污染及生物性污染的危害。

54. 试述住宅的卫生学意义。

55. 试述制定住宅卫生要求的原则及基本卫生要求。

56. 简述住宅平面配置的卫生要求及住宅居室的卫生规模。

57. 何为居室容积、居室面积、居室进深、居室净高、窗地面积比值、投射角、采光系数。

58. 反映小气候对人体影响的常用生理指标有哪些? 有何意义?

59. 简述小气候的综合评价指标? 何为有效温度和校正有效温度,有何意义?

60. 简述住宅小气候的卫生要求。

61. 试述室内空气污染的来源和特点。

62. 简述常见室内空气污染物的危害。

63. 评价居室空气清洁度的常用指标及其相应的卫生措施有哪些?

64. 简述住宅噪声、电离辐射、电离辐射对健康的危害。

65. 试述公共场所的概念、卫生学特点、目前的主要分类。

66. 简述主要公共场所对健康的影响及卫生要求。

67. 简述城市功能分区的原则及卫生学要求。

68. 何为居住建筑密度、居住区人口密度?

69. 城市绿化的卫生学意义有哪些?

70. 简述环境质量评价的目的和种类?

71. 环境质量评价、环境影响评价的概念。

72. 简述环境质量评价的内容和方法。

73. 常用家用化学品的种类有哪些?

74. 简述化妆品和其他家用化学品对健康的影响。

75. 试述化妆品安全评价程序和化妆品卫生质量标准。

强化训练参考答案

第一章　绪论

1. D　2. B　3. B　4. C　5. B　　6. D　7. E

第二章　环境与健康的关系

1. A　2. D　3. A　4. E　5. C　6. C　7. C　8. E　9. C　10. B
11. C　12. B　13. A　14. E　15. A　16. A　17. E　18. A　19. E　20. B
21. C　22. B　23. E　24. E　25. E　26. A　27. C　28. E　29. D　30. E
31. E　32. C

第三章　大气卫生

1. A　2. B　3. D　4. A　5. A　6. C　7. C　8. A　9. E　10. A
11. B　12. A　13. B　4. C　15. A　16. B　17. C　18. B　19. C　20. B
21. E　22. C　23. A　24. A　25. E　26. C　27. E　28. D　29. A　30. E
31. D　32. B　33. A　34. D　35. B　36. E　37. C　38. E　39. A　40. B
41. C　42. D　43. E　44. D　45. B　46. D　47. E　48. C　49. B　50. C
51. C　52. C　53. E　54. E　55. C　56. C　57. C

第四章　水体卫生

A 型题

1. C　2. D　3. A　4. C　5. C　6. B　7. B　8. C　9. D　10. D
11. C　12. E　13. A　14. E　15. C　16. E　17. B　18. B　19. E　20. E

B 型题

1. C　2. C　3. C　4. D

第五章　饮用水卫生

A 型题

1. D　2. C　3. B　4. D　5. B　6. D　7. B　8. A　9. E　10. A
11. E　12. A　13. C　14. A　15. D　16. C　17. A　18. C　19. E　20. D
21. E

B 型题

1. D　2. A　3. A　4. E　5. D　　6. B

第六章　土壤卫生

1. C　　2. C　　3. E　　4. D　　5. C　　6. C　　7. A　　8. B　　9. C　　10. A
11. B　　12. C　　13. C　　14. D　　15. B　　16. D　　17. E　　18. E　　19. A　20. B

第七章　生物地球化学性疾病

A 型题

1. D　　2. A　　3. B　　4. C　　5. D　　6. C　　7. E　　8. A　　9. E　　10. B
11. B　　12. B　　13. B　　14. A　　15. D　　16. C　　17. C

B 型题

1. A　　2. E　　3. C　　4. E　　5. E　　6. C　　7. D　　8. C　　9. A　　10. B
11. A　　12. B　　13. A　　14. E

第八章　住宅与办公场所卫生

1. B　　2. B　　3. C　　4. D　　5. D　　6. C　　7. B　　8. B　　9. C　　10. D
11. A　　12. B　　13. E　　14. B　　15. C　　16. E

第九章　公共场所卫生

1. C　　2. C　　3. C　　4. C　　5. B　　6. B　　7. A　　8. E　　9. E　　10. E
11. E　　12. E

第十章　城乡规划卫生

A 型题

1. D　2. A　3. D　4. C　5. C　　6. B　7. B　8. A　9. A

B 型题

1. A　2. D

第十一章　环境质量评价

1. B　2. E　3. E　4. C　5. A　　6. A　7. B　8. E　9. D　10. C
11. E　12. B

第十二章　家用化妆品卫生

1. A　2. E　3. B　4. E　5. B　　6. A　7. E　8. D　9. C　10. A

11. C　12. C

综合测试题

一、判断题

1. T　　2. F　　3. F　　4. F　　5. F　　6. F　　7. F　　8. F　　9. T　　10. T

11. T　12. T　13. F　14. F　15. F　16. F　17. T　18. F　19. T　20. T

21. F　22. T　23. F　24. F　25. T　26. F　27. F　28. F　29. T　30. T

31. F　32. F　33. T　34. F　35. T　36. F　37. F　38. F　39. F　40. F

41. F　42. T

二、问答题

略。

附录：环境卫生学教学大纲

| 前　言

　　环境卫生学是公共卫生学院预防医学专业的主要课程。它是研究自然环境和生活环境因素与人群健康关系的科学,在保护环境、保障人民健康和促进社会主义四化建设中起重要作用。

　　环境卫生学是一门具有广泛理论和实践性很强的课程,它运用医学科学的基本理论、技术和环境科学及有关分支学科的新成就、新方法来系统研究自然环境和生活环境因素与对人群健康影响的发生、发展规律以及如何充分利用有利的环境因素,消除和控制不利的环境因素。因此,不仅要求学生懂得环境与健康关系的基本理论,还要求学生了解环境因素在时间、空间方面的数量变化和人体的负荷,分析环境质量与机体生物学效应之间的相互关系,作出正确的卫生学评价,为制定环境卫生决策、加强环境卫生监督与管理和综合防治措施提供科学依据。在教学过程中,要求贯彻理论讲授与实验操作技术并重的原则,使学生掌握环境卫生学的基本理论、基本知识和基本实践技能,为从事环境卫生及其相关工作打下坚实的基础。

　　教学中应根据专业培养目标的要求,教育学生树立辩证唯物主义和预防为主的观点。贯彻循序渐进和理论联系实际的原则,阐明本课程的基本理论、基本概念及其卫生学意义,力求采取启发式教学方法,鼓励学生独立思考,并通过实验课和生产实习的教学科研实践使学生掌握环境卫生学的基本操作技能和科研方法,培养学生分析问题和解决问题的实际工作和初步科研能力。

　　本大纲适用于预防医学专业四年制汉、民族本科班学生使用。现将大纲使用中有关问题说明如下:

　　1. 为使教师和学生更好的掌握教材,大纲每一章均由教学目的、教学要求和教学内容三部分组成。教学目的注明教学目标(国家执业资质标准要求及章节之间的相互联系),教学要求分掌握、熟悉和了解三个级别,教学内容和教学要求级别对应,并统一标示(核心内容即知识点以下划实线,重点内容以下划虚线,一般内容以下不划线标示),便于学生有重点地学习。

　　2. 教师在保证大纲核心内容的前提下,可根据汉、民学生不同特点讲授重点内容和一般内容。

　　3. 总教学参考学时为 90 学时,理论与实验比例为 1.5 :1,即课堂讲授 54 学时,实验课36 学时。

‖ 正 文

第一章 绪 论

一、教学目的

学习环境卫生学的定义、研究对象和研究内容,环境因素的组成,我国环境卫生学发展简史及主要成就,我国环境卫生工作的特点及环境卫生学今后任务。

二、教学要求

1. 掌握环境卫生学的定义、研究对象和研究内容。
2. 熟悉我国环境卫生工作的特点及环境卫生学今后任务。
3. 了解我国环境卫生学发展简史及主要工作成就。

三、教学内容

1. 环境卫生学的定义。
2. 环境卫生学的研究对象
(1) 自然环境和生活环境。
(2) 原生环境和次生环境。
(3) 环境因素的分类。
(4) 全球性环境问题。
3. 环境卫生学的研究内容
(1) 环境基因组计划。
(2) 生物标志物及其分类。
4. 我国环境卫生学的发展简史。
5. 我国环境卫生工作的主要成就。
6. 环境卫生工作的阶段性和时效性。
7. 环境卫生学与环境卫生工作的联系和区别。
8. 环境卫生学今后的任务。

第二章 环境与健康的关系

一、教学目的

在掌握环境卫生学定义、研究对象和研究内容等相关内容的基础上,进一步学习生态环境的基本概念,环境与人体的相互关系,环境有害因素对机体作用的一般特征,自然环境、环境污染与人类健康的关系,环境与健康关系的研究方法,健康危险度评价。

二、教学要求

1. 熟悉人类的环境及人类自然环境的构成。
2. 掌握生态环境及其基本概念。
3. 了解环境与人体的相互关系。
4. 掌握环境有害因素对机体作用的一般特征。
5. 了解自然环境与健康的关系。
6. 掌握环境污染与健康的关系。
7. 掌握环境与健康关系的研究方法。
8. 熟悉健康危险度评价。

三、教学内容

1. 人类的环境
（1）人类环境的基本概念（社会环境、自然环境、生活环境、生态环境）。
（2）人类自然环境的构成（生物圈）。
（3）生态环境。
（4）生态系统及其组成。
（5）食物链和食物网。
（6）生态系统健康。
2. 环境与人体的相互关系。
3. 环境有害因素对机体作用的一般特征
（1）剂量-效应（反应）关系。
（2）作用时间与蓄积效应。
（3）人群健康效应谱和易感人群。
4. 不良气象因素、生物有毒有害物质与健康的关系。
5. 地球化学因素（微量元素）与健康的关系。
6. 环境污染与健康的关系
（1）环境污染与健康关系的特点。
（2）环境污染对人群的急、慢性危害。
（3）环境污染与致癌危害。
（4）环境污染与致畸危害。
7. 环境与健康关系的研究方法
（1）环境流行学研究方法（研究内容和特点、环境暴露与健康效应、环境流行病学研究方法与应用、生物标志与环境流行病学）。
（2）环境毒理学研究方法。
8. 健康危险度评价
（1）危险度评价的基本内容和方法。
（2）健康危险度评价的应用。

第三章　大气卫生

一、教学目的

在掌握生态环境与人类健康,环境污染与健康关系和环境与健康研究方法等相关内容的基础上,学习大气的特征及卫生学意义,大气污染及大气污染物的转归,大气污染对人体健康的影响,大气卫生标准的制定,大气污染对健康影响的调查和监测,大气卫生防护措施,大气卫生监督和管理。

二、教学要求

1. 掌握大气的垂直结构及其卫生学意义。
2. 了解大气的组成。
3. 掌握大气的物理性状及其卫生学意义。
4. 掌握大气污染及污染物的转归。
5. 掌握大气污染对人体健康的影响。
6. 掌握大气中主要污染物对人体健康的影响。
7. 掌握大气卫生标准和大气质量标准、大气卫生基准的概念,制定原则和制定方法。
8. 掌握大气污染对健康影响调查和监测的内容与方法。
9. 了解大气卫生防护措施。
10. 了解大气卫生监督和管理。

三、教学内容

1. 大气的特征及其卫生学意义
(1) 大气圈的基本概念。
(2) 大气的垂直结构,对流层和平流层的卫生学意义。
(3) 大气的组成。
(4) 大气的物理性状,太阳辐射和空气离子化的卫生学意义。
2. 大气污染物及大气污染物的转归
(1) 大气污染的来源。
(2) 大气污染物的种类及其存在形式。
(3) 影响大气中污染物浓度的因素。
(4) 大气污染物的转归。
3. 大气污染物对人体健康的影响
(1) 大气污染物进入人体的途径
(2) 大气污染对健康的直接危害。
(3) 大气污染对健康的间接危害。
4. 大气中主要污染物对人体健康的影响
(1) 二氧化硫、可吸入颗粒物、氮氧化物、光化学烟雾对人体健康的影响。
(2) 一氧化碳、铅、多环芳烃、二恶英对人体健康的影响。

5. 大气卫生标准

（1）标准和基准的概念。

（2）制定大气卫生标准的原则。

（3）制定大气卫生基准的方法。

（4）我国大气卫生标准。

6. 大气污染对健康影响的调查和监测

（1）污染源调查。

（2）污染状况调查。

（3）人群健康调查。

7. 大气污染防护措施

（1）规划措施。

（2）工艺和防护措施。

8. 大气卫生监督和管理

（1）预防性卫生监督。

（2）经常性卫生监督。

（3）大气污染事故的调查和应急措施。

第四章　水　体　卫　生

一、教学目的

在学习大气污染物的来源、种类及其存在形式，大气污染对人体健康影响，大气污染对健康影响的调查和监测，大气卫生标准，大气卫生防护等内容的基础上，学习水资源的种类及其卫生特征，水质的性状和评价指标，水体的污染源和污染物，水体的污染、自净和污染物的转归，水体污染的危害，水环境标准，水体卫生防护，水体污染的卫生调查、监测和监督。

二、教学要求

1. 了解水的卫生学意义及我国水资源的特征。

2. 熟悉水资源的种类及其卫生学特征。

3. 掌握水质的性状和评价指标。

4. 掌握水体的污染来源和主要污染物。

5. 掌握各种水体污染的特点。

6. 掌握水体污染的自净及其机制。

7. 掌握水体污染物的转归。

8. 了解我国水环境污染概况。

9. 掌握水体生物性污染和化学性污染的危害。

10. 熟悉水体物理性污染的危害。

11. 掌握地面水卫生标准制定原则及研究方法。

12. 掌握地面水环境质量标准。

13. 了解水污染物排放标准。

14. 了解水体卫生防护及各类污水处理方法。

15. 了解水体污染的卫生调查、监测和监督。

三、教学内容

1. 水的卫生学意义和我国水资源的特征。

2. 水资源的种类及其卫生学特征。

3. 水质的性状和评价指标

(1) 物理学性状指标。

(2) 化学性状指标。

(3) 微生物学性状指标。

4. 水体的污染源和污染物。

5. 水体的污染、自净和污染物的转归

(1) 各种水体的污染特点。

(2) 我国水体污染的概况。

(3) 水体污染的自净及其机制。

(4) 水体污染物的转归。

6. 水体污染的危害

(1) 生物性污染的危害。

(2) 化学性污染的危害。

(3) 物理性污染的危害。

7. 水环境标准

(1) 地表水环境质量标准。

(2) 水环境功能区划。

(3) 水污染物排放标准。

8. 水体卫生防护。

9. 水体污染的卫生调查、监测和监督

(1) 水体污染的调查和监测。

(2) 水体污染紧急事故处理。

第五章 饮用水卫生

一、教学目的

在掌握水质的性状和评价指标,水体污染物及其来源,水体污染的危害,水体污染的自净和污染物的转归等相关内容的基础上,学习饮用水与健康的关系,生活饮用水标准和用水量标准,集中式给水和分散式给水的卫生学要求,涉水产品的卫生学要求,饮用水卫生的调查、监测和监督。

二、教学要求

1. 熟悉生活饮用水的卫生学意义。

2. 掌握介水传染病原因、主要病原体和流行特点。

3. 了解饮用水化学性污染的危害。

4. 熟悉饮用水的其他健康问题。

5. 掌握二次供水污染的健康问题。

6. 掌握我国生活饮用水水质标准及制定原则。

7. 了解我国生活用水量标准。

8. 掌握集中式给水水源选择的原则。

9. 熟悉水源卫生防护的相关规定。

10. 掌握集中式给水水质处理的主要方法。

11. 了解配水管网和供、管水人员的卫生要求。

12. 了解分散式给水的种类和卫生学要求。

13. 了解涉水产品存在的卫生问题。

14. 掌握水质处理器的卫生学要求。

15. 了解涉水产品的卫生毒理学评价程序。

16. 掌握集中式给水的卫生调查、监测和监督。

17. 熟悉饮用水应急事件的调查和处理(洪水灾害时期的饮水处理)。

三、教学内容

1. 饮用水的卫生学意义。

2. 饮用水与健康

(1) 介水传染病。

(2) 化学性污染中毒。

(3) 饮水氯化副产物、饮水硬度、藻类及其代谢产物与健康的关系。

(4) 高层建筑二次供水污染的健康问题。

3. 生活饮用水标准及用水量标准

(1) 生活饮用水标准。

(2) 生活饮用水标准制定的原则和依据。

(3) 世界卫生组织和其他一些国家的饮用水水质标准。

(4) 我国生活用水量标准。

4. 集中式给水

(1) 水源的选择和卫生防护。

(2) 水质处理。

(3) 配水管网和供、管水人员的卫生要求。

5. 分散式给水的种类和卫生学要求。

6. 涉水产品的卫生要求

(1) 涉水产品(水质处理器)存在的卫生问题。

(2) 涉水产品(水质处理器)的卫生监测和评价。

7. 集中式给水的卫生调查、监测和监督。

8. 饮用水应急事件的调查和处理(洪水灾害时期的饮水处理)。

第六章 土壤卫生

一、教学目的

在掌握介水传染病特点,水源选择的原则,生活饮用水水质标准的制定原则,水质处理的主要方法等相关内容的基础上,学习土壤的卫生学意义及特征,土壤的污染、自净及污染物的转归,土壤污染对健康的危害,土壤卫生标准,土壤卫生防护,粪便和垃圾无害化处理和利用。

二、教学要求

1. 熟悉土壤的卫生学意义及特征。
2. 掌握土壤的污染和自净。
3. 了解土壤污染物的转归。
4. 掌握土壤重金属和生物性污染对健康的危害。
5. 熟悉农药污染对健康的危害。
6. 了解土壤卫生标准和固体废物控制标准。
7. 掌握粪便和垃圾的无害化处理。
8. 了解土壤卫生监督与监测。

三、教学内容

1. 土壤的卫生学意义及特征。
2. 土壤的污染、自净及污染物的转归
(1) 土壤的污染和自净。
(2) 土壤污染物的转归。
3. 土壤污染对健康的危害
(1) 重金属污染的危害。
(2) 农药污染的危害。
(3) 生物性污染的危害。
4. 土壤卫生标准的制定原则。
5. 土壤卫生防护
(1) 粪便无害化处理和利用。
(2) 垃圾无害化处理和利用。

第七章 生物地球化学性疾病

一、教学目的

在掌握土壤的污染与自净,土壤污染对健康的危害,粪便和垃圾无害化处理和利用等相关内容基础上,学习生物地球化学性疾病的概念、流行特征和影响流行的因素,新疆常见地方病的流行病学特征、发病机制,临床表现及预防原则。

二、教学要求

1. 掌握生物地球化学性疾病概念。
2. 掌握生物地球化学性疾病的流行特征及影响流行的因素。
3. 掌握碘缺乏病的流行特征及影响流行的因素。
4. 掌握地方性甲状腺肿和地方性克汀病的病因、发病机制、主要临床表现和诊断标准。
5. 掌握碘缺乏病的预防措施和治疗原则。
6. 掌握地方性氟中毒的流行病学特征、发病原因和机制、主要临床表现、诊断标准、预防措施和治疗原则。
7. 掌握地方性砷中毒的病因、临床表现、预防措施与治疗原则。
8. 熟悉地方性硒中毒、克山病、大骨节病的病因、流行特点和主要临床表现。

三、教学内容

1. 生物地球化学性疾病概念。
2. 生物地球化学性疾病的流行特征。
3. 影响生物地球化学性疾病的流行的因素。
4. 碘缺乏病的流行特征和影响因素。
5. 碘缺乏病的病区划分标准。
6. 地方性甲状腺肿的病因、发病机制、临床表现、诊断标准。
7. 地方性克汀病的病因、发病机制、临床表现、诊断标准。
8. 碘缺乏病的预防措施和治疗原则。
9. 氟在自然界的分布、体内代谢和生理作用。
10. 地方性氟中毒的流行病学特征。
11. 地方性氟中毒的病因和发病机制。
12. 地方性氟中毒的临床表现。
13. 地方性氟中毒的诊断。
14. 地方性氟中毒的预防措施和治疗原则。
15. 砷在体内的代谢和毒作用机制。
16. 地方性砷中毒的临床表现。
17. 地方性砷中毒的预防措施和治疗原则。
18. 地方性硒中毒、克山病、大骨节病的病因、流行特点和主要临床表现。

第八章　住宅与办公场所卫生

一、教学目的

在掌握大气污染物的来源、种类及其存在形式,大气污染对人体的危害,大气中主要污染物对人体健康影响等相关内容基础上,学习住宅的卫生学意义和基本卫生要求,住宅设计的卫生要求,住宅小气候对健康的影响及其卫生学要求,室内空气污染对健康的影响及其卫生学要求,住宅卫生防护措施与监督,办公场所的分类和卫生学要求。

二、教学要求

1. 熟悉住宅的卫生学意义和基本卫生要求。
2. 熟悉住宅的平面配置和卫生规模。
3. 掌握住宅朝向、间距、居室容积和居室进深的卫生学要求。
4. 了解室内小气候对健康的影响。
5. 掌握室内小气候的评价指标。
6. 掌握室内空气污染的来源和特点。
7. 掌握室内空气污染物的危害。
8. 掌握室内空气清洁度的评价指标。
9. 了解住宅卫生防护措施。
10. 了解办公场所卫生的基本概念。

三、教学内容

1. 住宅的卫生学意义和基本卫生要求。
2. 住宅设计的卫生要求
(1) 住宅朝向、间距、住宅内房间配置的卫生学要求。
(2) 居室容积、居室净高、居室面积、居室进深的卫生学要求。
3. 室内小气候对健康的影响
(1) 人体与室内小气候的相互关系。
(2) 反映小气候对人体影响常用的生理指标。
(3) 室内小气候评价指标。
4. 室内空气污染对健康的影响及其卫生学要求
(1) 室内空气污染的来源和特点。
(2) 室内主要污染物的种类、来源及危害。
(3) 室内空气清洁度的评价指标。
(4) 保持室内空气清洁度的卫生措施
5. 住宅卫生防护措施与监督
(1) 住宅设计中的主要卫生防护措施。
(2) 住宅装饰中的主要卫生防护措施。
6. 办公场所卫生的基本概念。

第九章　公共场所卫生

一、教学目的

在掌握住宅的基本卫生要求,住宅设计的卫生要求,室内空气污染的来源、特点和危害,办公场所的卫生要求等相关内容的基础上,学习公共场所的概念、卫生学特点,主要公共场所对健康的影响及卫生要求,公共场所的卫生管理与监督。

二、教学要求

1. 掌握公共场所的概念、卫生特点和公共场所卫生研究的内容。
2. 熟悉公共场所的分类。
3. 了解主要公共场所对健康的影响。
4. 掌握主要公共场所的卫生要求。
5. 掌握公共场所的卫生管理与监督。

三、教学内容

1. 公共场所的概念、卫生学特点、公共场所卫生研究的内容。
2. 公共场所的分类。
3. 各类公共场所对健康的影响及卫生要求。
4. 公共场所的卫生管理与监督。

第十章　城乡规划卫生

一、教学目的

在掌握公共场所的概念、卫生学特点,主要公共场所卫生要求等相关内容的基础上,学习城乡规划卫生的基本概念,城市规划的基本原则,环境因素对城市规划的卫生学意义,人口规模与城市分类,城市功能分区的原则及卫生学要求,居住区规划卫生。

二、教学要求

1. 熟悉城乡规划卫生的基本概念。
2. 熟悉城市问题与健康城市的概念。
3. 了解自然环境因素对城市规划的卫生学意义。
4. 熟悉城市人口规模和城市分类。
5. 掌握城市功能分区的原则及卫生学要求。
6. 掌握居住区环境质量评价指标。
7. 了解城市绿化的卫生学意义。
8. 熟悉城市环境噪声的来源和评价指标。
9. 了解城市规划的其他卫生问题。

三、教学内容

1. 城乡规划卫生的基本概念。
2. 城市规划卫生
(1) 城市问题与健康城市。
(2) 城市规划的原则和基础资料。
(3) 自然环境因素对城市规划的卫生学意义。

(4) 城市人口规模和城市分类。

(5) 城市功能分区的原则及卫生学要求。

(6) 居住区环境质量评价指标。

(7) 城市绿化的卫生学意义。

(8) 城市环境噪声的来源和评价指标。

(9) 城市规划的其他卫生问题。

3. 村镇规划卫生。

4. 城乡规划的卫生监督。

第十一章　环境质量评价

一、教学目的

在掌握大气、水、土壤等环境特征,大气、水、土壤污染评价指标,大气、水、土壤污染对人群健康的影响等相关内容的基础上,学习环境质量评价的概念、目的和种类,环境质量评价的主要方法和内容。

二、教学要求

1. 掌握环境质量评价的概念、目的和种类。

2. 了解环境质量评价的内容和方法。

3. 掌握环境质量现状评价的主要方法。

4. 掌握污染源和污染物的评价。

5. 熟悉环境质量评价方法的应用。

6. 了解环境质量与人群健康关系的调查评价。

7. 熟悉环境影响评价的概念和作用。

8. 了解环境影响评价方法和环境健康影响评价。

三、教学内容

1. 环境质量评价的概念、目的、种类、内容。

2. 环境质量评价的内容和方法。

3. 环境质量现状评价

(1) 污染源和污染物的调查评价。

(2) 环境质量评价方法。

(3) 环境质量评价方法的应用。

(4) 环境质量与人群健康关系的调查评价。

4. 环境影响评价

(1) 环境影响评价的概念和作用。

(2) 环境影响评价的内容和程序。

(3) 环境影响评价方法。

(4) 环境健康影响评价。

第十二章　家用化学品卫生

一、教学目的

在掌握室内外环境污染物进入人体途径的各种过程及对健康的危害等相关内容的基础上,学习家用化学品种类及其对健康的影响及常用化学品安全性评价与卫生标准。

二、教学要求

1. 掌握化妆品的分类。
2. 掌握化妆品对健康的不良影响。
3. 了解洗涤剂的种类。
4. 掌握洗涤剂的主要有害成分及其对健康的影响。
5. 了解消毒剂、黏合剂、涂料、家用杀(驱)虫剂及其他家用化学品的健康影响。
6. 掌握化妆品的卫生质量标准。
7. 了解化妆品的卫生监督与管理。
8. 了解其他家用化学品的卫生监督与管理。

三、教学内容

1. 家用化学品与健康
(1) 化妆品的分类(一般用途化妆品和特殊用途化妆品)。
(2) 化妆品对健康的不良影响。
(3) 化妆品生物污染的危害。
(4) 化妆品化学物质的毒性作用。
(5) 洗涤剂的种类。
(6) 洗涤剂的主要有害成分及其对健康的影响。
(7) 毒剂、黏合剂、涂料、家用杀(驱)虫剂及其他家用化学品对健康的影响。
2. 家用化学品的卫生监督与管理
(1) 化妆品卫生规范与标准。
(2) 化妆品经营的卫生监督与管理。
(3) 对使用化妆品不良反应的预防措施。
(4) 我国化妆品卫生监督体系。
(5) 其他家用化学品的卫生监督与管理。